QUELQUES CONSIDÉRATIONS

SUR

LA SYMPTOMATOLOGIE

ET LA NATURE

DE LA CHORÉE

PAR

Georges CARTIER,

Docteur en médecine de la Faculté de Paris,
Ancien élève externe des hôpitaux et hospices civils de Paris,
Médaille de bronze de l'Assistance publique.

PARIS

V. A. DELAHAYE ET Ce, LIBRAIRES-ÉDITEURS,
PLACE DE L'ÉCOLE-DE-MÉDECINE.

1876

85

QUELQUES CONSIDÉRATIONS

SUR

LA SYMPTOMATOLOGIE

ET LA NATURE

DE LA CHORÉE

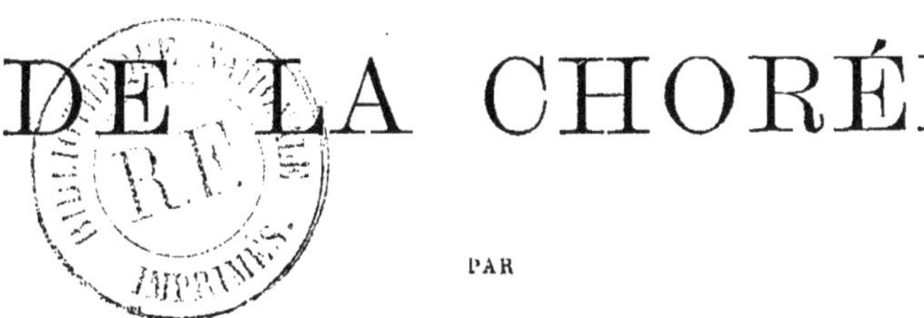
R.F.
IMPRIMÉS

PAR

Georges CARTIER,

Docteur en médecine de la Faculté de Paris,
Ancien élève externe des hôpitaux et hospices civils de Paris,
Médaille de bronze de l'Assistance publique.

PARIS

V. A. DELAHAYE ET Cᵉ, LIBRAIRES-ÉDITEURS,
PLACE DE L'ÉCOLE-DE-MÉDECINE.

1876

Td 85 461

QUELIDÉRATQUES CONSIONS

SUR

LA SYMPTOMATOLOGIE ET LA NATURE

DE LA CHORÉE.

AVANT-PROPOS.

Parmi les nombreux auteurs qui ont écrit sur la chorée, beaucoup ont exposé trop magistralement les faits acquis à la science, relativement à cette intéressante affection, pour que, si mon intention était d'en essayer une exposition complète, je n'eusse le plus souvent qu'à copier, par suite à faire une œuvre sans utilité. Mais, dans ce travail, j'ai voulu simplement insister sur quelques points peu connus, en même temps que faire un rapide examen des diverses opinions, qu'on a émises sur la nature de cette maladie. Une série d'observations que j'ai recueillies en 1874, à Sainte-Eugénie, pendant mon externat dans le service de mon savant maître, M. le docteur Triboulet, servira de base à ce travail, que je diviserai en trois parties.

Dans un premier chapitre, j'insisterai sur un phénomène que l'éminent clinicien de Sainte-Eugénie a le premier remarqué et mis en relief, mais qui est encore peu vulgarisé, malgré les écrits de MM. Perrigault, Rousse et Saïd, ses élèves comme moi, je veux dire la douleur provoquée chez les choréiques, par la pression du doigt, en certains points du trajet des cordons nerveux qui naissent de l'axe cérébro-spinal.

En second lieu, je passerai en revue les différentes opinions qui ont eu cours sur la nature intime de la chorée, et je rechercherai quelle ou quelle de ces opinions concorde avec les faits que j'ai observés.

Enfin, je rapporterai les observations de douze choréiques : dix fois la maladie fut suivie de guérison ; dans deux cas, la mort fut la terminaison, et l'autopsie fut pratiquée.

Mais avant d'entrer entièrement dans notre sujet, donnons un court aperçu historique de la maladie.

La plupart des historiens ont appliqué faussement le nom de *chorée* (χορεία danse) aux diverses affections morbides que les anciens appelaient scélotyrbe (σκελος jambe ; τύρβη faiblesse), ainsi qu'aux manies épidémiques qui régnèrent pendant et après le moyen âge. La chorée proprement dite diffère autant de la choréomanie que de la scélotyrbe. Au commencement du XVIIe siècle, Sydenham, le premier, en traça une esquisse fidèle; ses contemporains et ses compatriotes, R. Mead (opera omnia, 1751), Ewart (Dissertatio de chorea sancti Victi. — London, 1798), et surtout Cullen (éléments de médecine pratique, 1785), confirmèrent les recherches de l'Hippocrate anglais.

En Allemagne, après une série d'auteurs de la même époque, vint Stoll (Ratio medendi, 1813) qui, sans fixer son attention sur ce point, rapporte deux exemples de coïncidence de la chorée avec le rhumatisme.

En France, les remarques publiées par le journal de Corvisart en 1804, passèrent inaperçues et la chorée ne commença à être connue qu'après le traité ex-professo de Bouteille, que la plupart des dissertations publiées depuis ont reproduit, en changeant seulement les termes.

Cet observateur émérite a substitué fort heureusement le nom de chorée à celui de danse de Saint-Guy, lequel doit être réservé pour la choréomanie épidémique du moyen âge.

Depuis le concours de 1849, où le mémoire de M. le professeur G. Sée fut couronné par l'Académie de médecine, la question de la nature de la chorée est entrée dans une nouvelle phase, sous l'impulsion puissante de ce travail ; mais n'anticipons pas, nous aurons l'occasion de revenir sur ces détails historiques dans notre deuxième chapitre.

CHAPITRE I.

DES POINTS DOULOUREUX DANS LA CHORÉE, ET DE LEURS RAPPORTS AVEC LES MOUVEMENTS CHORÉIQUES.

La pression sur les branches des nerfs atteints de névralgie ne détermine pas exclusivement des douleurs dans la sphère terminale du rameau comprimé ; outre ces douleurs périphériques, il en est d'autres qui se font sentir au lieu même de la pression, c'est-à-dire sur la longueur du cordon nerveux. Ces douleurs sur place occupent certains points d'élection que Valleix a minutieusement déterminés, et qui sont connus sous la dénomination de *points douloureux ou névralgiques de Valleix* ; ces points siégent au niveau des canaux osseux ou fibreux traversés par les nerfs, à l'émergence de rameaux cutanés volumineux, dans le lieu où le nerf devient superficiel.

Ce n'est point seulement dans les maladies où la sensibilité est seule mise en jeu, mais c'est aussi dans celles où la motilité paraissait exclusivement intéressée, que nous pouvons causer la douleur en pressant en certains points des cordons nerveux d'origine crânienne ou rachidienne ; telles sont la chorée, l'hystérie convulsive, l'éclampsie, les convulsions des enfants, la catalepsie, le tétanos, la contracture des extrémités, l'ataxie locomotrice, les paralysies saturnines, hystériques et rhumatismales ; l'épilepsie elle-même n'échappe pas à cette règle.

De plus, chez des gastralgiques, des dyspeptiques, aux points où émergent de la fin du rachis dorsal les nerfs spinaux dont les branches antérieures fournissent des anastomoses au plexus solaire, il est encore possible de trouver des points douloureux sous la pression du doigt. De même sur le plexus lombaire, à la suite des inflammations de l'intestin, notamment la dysentérie. Chez les phthisiques, cette douleur existe le plus souvent vers les trous de conjugaison des premières vertèbres dorsales.

Dès que M. Triboulet eut attiré sur ces faits l'attention de ses élèves, j'ai compris que l'application de la méthode d'exploration de Valleix pouvait fournir des résultats d'un très-haut intérêt dans bien d'autres maladies que les névralgies ; et, comme les cas de chorée sont relativement nombreux à l'hôpital Sainte-Eugénie, il me vint à l'idée de mettre en parallèle la douleur provoquée des choréiques avec celle des sujets atteints de névralgie.

Pour rechercher ces foyers ou centres des douleurs, il importe d'établir comment la pression doit être faite. J'ai suivi à la lettre les recommandations de Valleix :

» Il faut presser avec l'extrémité du doigt sur toute l'étendue du nerf et sur ses principales ramifications ; on ne doit négliger aucun point. » Ici une différence se présente: Tandis que dans les névralgies « il peut arriver qu'après avoir produit dans un point limité une douleur très-vive, la pression exercée peu de temps après, au même endroit, n'ait plus le même résultat ; mais qu'il suffit de laisser passer quelques instants pour que la douleur se reproduise avec la même intensité que la première fois »; dans la chorée, au contraire, il m'a toujours été possible de provoquer plusieurs fois de suite, sans laisser d'intervalle entre ces explorations, dans les mêmes points, une douleur d'égale intensité. Il faut être prévenu qu'il est des parties du corps, comme le paroi antérieure de la poitrine et le sommet de l'épigastre, qui sont naturellement douloureuses à une pression un peu forte, surtout chez les personnes maigres et nerveuses. Il faut donc avoir soin, pour s'assurer si la douleur doit être attribuée à l'existence de la chorée, de presser avec la même force le point correspondant du côté opposé. Alors, s'il s'agit d'une hémichorée, il devient évident que c'est à elle qu'il faut attribuer le phénomène ; mais si les deux côtés sont pris, le signe est moins positif ; et pourtant, comme il est fréquent dans les chorées généralisées d'observer des mouvements plus intenses dans une moitié du corps, chaque fois que la douleur sera plus marquée du côté correspondant, cette différence sera suffisante pour fixer le diagnostic.

L'étendue des points douloureux est parfaitement reconnue et limitée à l'aide de ce moyen d'exploration. On parvient de cette manière à reconnaître des points qui n'ont qu'un ou deux centimètres de diamètre, et souvent on voit la douleur cesser si brusquement à cinq ou six millimètres d'intervalle, que l'on constate : ici, une douleur des plus vives, et là, une absence complète de toute douleur. C'est là encore, on n'en saurait douter, une des causes qui ont empêché la question qui nous occupe d'être dès longtemps résolue d'une manière conforme aux faits. On conçoit parfaitement que des points douloureux aussi limités puissent échapper à une observation superficielle, et l'on conçoit très-bien aussi qu'une large pression, exercée avec toute la main, ne produise aucun effet dans ces points circonscrits, puisqu'elle porte principalement sur une surface tout à fait indolente. Parmi les adversaires de Valleix, les uns disaient qu'une pression légère augmente ou fait naître la douleur, tandis qu'une pression forte la dissipe ; les autres pensaient que la pression n'est jamais douloureuse; d'autres encore admettaient l'existence de ce signe, mais seulement dans quelques cas rares. Ces objections, réfutées victorieusement par l'auteur du Traité des névralgies, en ce qui concerne ces dernières maladies, sembleraient avoir plus de valeur relativement à la chorée. En effet, on a affaire à des enfants qui ne peuvent rendre compte de leurs sensations, que la maladie rend très-impressionnables, si même elle n'a pas troublé leur intelligence. Je conviens que ce sont là des difficultés, mais non des obstacles insurmontables.

A ceux qui penseraient que la pression n'est jamais douloureuse, je dirais : si chez un sujet choréique vous exploriez à plusieurs reprises un trajet nerveux et que vous occasionniez de la douleur toujours dans les mêmes points, tandis que par une pression égale ou même plus forte vous ne provoquiez aucune manifestation de la douleur, en dehors des cordons nerveux ; si vous tentiez la même exploration sur un sujet sain, mais d'ailleurs dans les mêmes conditions d'âge, de sexe, de tempérament, et que votre exploration fût vaine ; si, prenant un malade atteint d'hémichorée, vous remarquiez que la pression est douloureuse en certains endroits du côté malade, mais qu'une égale pression exercée dans les points symétriques du côté sain laisse votre malade impassible ; ne vous paraîtrait-il pas légitime de conclure que la douleur, provoquée par la pression sur les cordons nerveux des choréiques, est indéniable, et qu'elle n'existe que sur le trajet des nerfs, en certains centres ou foyers toujours les mêmes (*points douloureux de Triboulet*) ? Si vous doutiez encore, je vous conseillerais d'interroger les malades qui peuvent rendre compte de leurs impressions : les adultes ou même les adolescents.

Il ne faut pas croire davantage que cette douleur puisse être dissipée par une pression plus forte. S'il suffit quelquefois de comprimer légèrement l'un des foyers douloureux pour provoquer les paroxysmes les plus effrayants, les cas sont rares, et par une pression graduelle on augmente toujours le désordre de l'enfant qu'on finit par mettre hors de lui : quand la pression a cessé, l'enfant cesse de se plaindre. La pression exercée graduéllement excite donc une douleur de plus en plus vive en même temps qu'elle provoque des mouvements de plus en plus désordonnés.

Dans la chorée, comme dans les névralgies, c'est une règle, soumise à très-peu d'exceptions, de noter une douleur plus ou moins vive à la pression dans un ou plusieurs points du trajet des nerfs qui naissent de l'axe cérébro-spinal; les exceptions ne sont qu'apparentes et dues à ce qu'on observe les faits trop tard.

Rigoureusement appliquées, les lois établies par Valleix nous ont démontré que les centres douloureux des névralgiques coïncidaient avec ceux des choréiques ; nous ne pouvons donc mieux faire que suivre cet auteur pour indiquer le siége des points douloureux dans la chorée.

Les points douloureux se trouvent placés dans quatre points principaux du trajet des différents nerfs : 1° *au point d'émergence d'un tronc nerveux* ; ainsi à la sortie des trous sus et sous-orbitaire et mentonnier, pour le nerf trifacial ; dans l'aine pour le nerf crural ; à la partie inférieure de l'occipital pour le nerf du même nom, etc.; 2° *dans les points où un filet nerveux traverse les muscles, pour se rapprocher de la peau dans laquelle il vient se jeter* ; ainsi les parties dans lesquelles viennent se rendre les branches postérieures des nerfs spinaux, etc.; 3° *dans les points où les rameaux terminaux d'un nerf viennent s'épuiser dans les téguments* : ainsi à l'extrémité des principaux rameaux de tous les nerfs cutanés, comme la partie antérieure des nerfs intercostaux, l'extrémité des nerfs collatéraux des doigts, etc.; 4° *aux endroits où des troncs nerveux, par suite du trajet qu'ils ont à parcourir, deviennent très-superficiels.*

Les deux principaux sont ceux dans lesquels le nerf cubital et le nerf péronier contournent, l'un l'épitrochlée et l'autre la tête du péroné.

Les différents nerfs et plexus que nous avons exploré sont : 1° les trijumeaux ; 2° les rameaux sensibles des 4 premières paires de nerfs cervicaux qui constituent le plexus cervical ; 3° les branches sensitives des quatre dernières paires cervicales et de la première dorsale (plexus brachial) ; 4° les branches collatérales et les branches terminales du plexus lombaire; 5° les rameaux collatéraux ou terminaux du plexus sacré.

Nerfs trijumeaux. — 1° Les nerfs trijumeaux ont, dans l'intérieur du crâne, une disposition analogue à celle des nerfs spinaux ; 2° ils sortent de cette cavité par trois points principaux qui sont l'orbite pour la branche ophthalmique, le canal sous-orbitaire pour le maxillaire supérieur, et la fosse zygomatique pour le maxillaire inférieur. Nous avons là trois centres d'où le nerf va répandre ses ramifications sur la face, la muqueuse buccale et la tête. Mais chacun de ces centres se divise bientôt en plusieurs autres qui sont pour nous, à proprement parler, les points d'émergence du nerf.

Ainsi, pour la *branche ophthalmique,* nous avons : 1° le point d'émergence du nerf lacrymal à la partie externe de la paupière supérieure ; il forme ce que nous appellerons le *point palpébral ;* 2° le point d'émergence du frontal, et principalement celui du frontal externe à sa sortie du trou sus-orbitaire : je lui donnerai le nom de *point sus-orbitaire ;* 3° le point d'émergence du nerf nasal, moins bien déterminé que les autres, mais qui se trouve vers la partie supérieure du nez, un peu en dedans et au-dessous de l'angle interne de l'œil ; il constitue le *point nasal.*

Le *maxillaire supérieur* présente : 1° l'émersion du *temporo-malaire* vers la peau de la joue ; 2° l'émersion du nerf alvéolo-dentaire supérieur, qu'on pourrait nommer *point dentaire supérieur ;* 3° enfin le point de terminaison du nerf maxillaire et son épanouissement à la sortie du trou sous-orbitaire luí-même : c'est le *point sous-orbitaire.*

Dans le *maxillaire inférieur*, nous avons à considérer : 1° le massétérin dans le point où il se réfléchit sur l'échancrure sigmoïde et qui forme là un *point temporo-maxillaire ;* 2° le nerf buccal qui n'a pas de point bien déterminé, mais qui vient se terminer dans la peau et la muqueuse des lèvres ; 3° le nerf auriculo-temporal, et surtout la branche temporale qui forme entre l'articulation temporo-maxillaire et le conduit auditif un point d'émersion que je nommerai *auriculo-temporal.* La branche auriculaire n'a de remarquable pour nous que son anastomose avec des rameaux du plexus cervical et les rameaux qu'elle envoie au lobule de l'oreille ; 4° dans le nerf lingual, nous trouvons un point d'émersion entre la glande sublinguale et la langue : c'est le *point lingual ;* 5° enfin le nerf dentaire inférieur qui, profondément situé dans toute son étendue, vient émerger à la partie antérieure de l'os maxillaire inférieur, nous offre là un des points les plus remarquables : c'est le *point mentonnier.*

A ces points, je dois en ajouter un qui n'appartient pas exclusivement au nerf trifacial ; je veux parler du point d'entrelacement de la branche frontale avec la temporale superficielle et les nerfs grand et petit occipital. Il a son siége vers la partie postérieure de la suture sagittale, et presque immédiatement au-dessus de la bosse pariétale ; je le désigne sous le nom de *point pariétal.*

Tableau résumant les centres de douleur qu'on peut rencontrer sur les nerfs trijumaux :

I. Sur la branche ophthalmique	P. palpébral. P. sus-orbitaire. P. mesal.
II. Sur le maxillaire supérieur	P. temporo-malaire. P. dentaire supérieur. P. sous-orbitaire.
III. Sur le maxillaire inférieur	P. temporo-maxillaire. P. labial. P. auriculo-temporal. P. lingual. P. mentonnier.
IV. Un point qui appartient simultanément au trijumeau et au plexus cervical.	P. pariétal.

Plexus cervical. — Constitué par les rameaux sensibles des quatre premiers nerfs cervicaux, ce plexus nous offre à considérer les points douloureux suivants : 1° l'un au niveau des deux premières vertèbres, à l'émergence du grand nerf occipital à travers le muscle complexus : c'est le *point occipital*; 2° un autre sur l'apophyse mastoïde, *point mastoïdien*; 3° un point siégeant vers la bosse pariétale, et que j'ai déjà signalé plus haut, *point pariétal;* 4° un quatrième sur la conque de l'oreille, *point auriculaire;* 5° un dernier enfin un peu au-dessus de la partie moyenne du cou, entre le trapèze et le sterno-mastoïdien, *point cervical supérieur.*

Plexus brachial. — Sur ce plexus on rencontre : 1° dans l'angle formé par la clavicule et l'acromion, le *point cervical inférieur* et le *point post-claviculaire ;* 2° vers la partie moyenne du muscle deltoïde, le *point deltoïdien*; 3° dans la gouttière radiale, le *point radio-huméral;* 4° à la partie supérieure du creux de l'aisselle, le *point axillaire;* 5° au côté postérieur de l'épitrochlée, le *point épitrochléen*; 6° à la région antéro-interne du carpe, le *point cubito-carpien.*

Tableaux donnant les points douloureux placés sur ces deux plexus :

Plexus cerv.	Plexus brachial
P. occipital.	P. cervical inférieur.
P. mastoïdien.	P. post claviculaire.
P. pariétal.	P. deltoïdien.
P. auriculaire.	P. radio-huméral.
P. cervical supérieur.	P. axillaire.
	P. épitrochléen.
	P. cubito-carpien.

Plexus lombaire. — I. Sur les branches collatérales de ce plexus, on trouve : 1° le *point lombaire* siégeant un peu en dehors des premières vertèbres de ce nom, et dans la portion de peau où se rendent les nombreux filets des branches postérieures ; 2° le *point iliaque*, un peu au-dessus du milieu de la crête de l'os des îles ; 3° le *point hypogastrique*, au-dessus de l'anneau inguinal et en dehors de la ligne blanche ; 4° un *point inguinal* vers le milieu du ligament de Fallope ; 5° un *point scrotal ou de la grande lèvre*, à la partie inférieure du testicule ou dans l'épaisseur de la grande lèvre.

II. Les branches terminales fournissent les centres douloureux suivants : dans l'aine, le *point inguinal* ; les deux points de la cuisse qui correspondent aux branches perforantes, *points cruraux* ; les environs de la rotule et du condyle interne, *point condylo-rotulien interne* ; le pourtour de la malléole interne, *point malléolaire interne* ; le côté interne de la plante du pied, *point plantaire interne*, et enfin le côté interne du pied, à la base des métatarsiens, *point métatarsien.*

Tableau récapitulatif des points douloureux situés sur le plexus lombaire :

P. lombaire.	P. cruraux.
— iliaque.	— condylo-rotulien interne.
— hypogastrique.	— malléolaire interne.
— inguinal.	— plantaire interne.
— scrotal ou de la g. lèvre.	— métatarsien.

Plexus sacré. — Les principaux foyers douloureux sont :

le *P. lombaire*, au-dessus du sacrum ; le *P. sacro-iliaque*, sur l'articulation de ce nom ; le *P. iliaque*, vers le milieu de la crête de l'os ; le *P. fessier*, au sommet de l'échancrure sciatique (ce point, qui est dit correspondre à l'émergence du grand nerf sciatique, correspond aussi au nerf fessier inférieur) ; le *P. trochantérien : trois points fémoraux*, supérieur, moyen et inférieur, au niveau de l'origine des principaux nerfs collatéraux du tronc du sciatique ; le *P. poplité*, au niveau de sa bifurcation ; le *P. rotulien*, sur le bord externe de la rotule (rameau articulaire du poplité externe) ; le *P. péronéo-tibial*, vers l'articulation du tibia et du péroné (émergence du saphène péronier) ; le *P. péronier*, au niveau du trajet décrit par le poplité externe autour du col du péroné ; le *P. malléolaire*, à la partie postérieure de la malléole externe (saphène externe) ; enfin le *P. dorsal du pied* et le *P. plantaire externe*.

Tableau donnant les principaux centres douloureux qu'on peut trouver sur le plexus sacré.

P. lombaire.	P. rotulien.
— sacro-iliaque.	— péronéo-tibial.
— iliaque.	— péronier.
— fessier.	— malléolaire.
— trochantérien.	— dorsal du pied.
— fémoraux.	— plantaire externe.
— poplité.	

La douleur provoquée est plus ou moins étendue, son intensité est plus ou moins grande d'un sujet à l'autre, et, chez le même individu, elle peut offrir des alternatives de plus ou de moins, suivant que les mouvements choréiques augmentent ou diminuent ; car je dois dire dès à présent qu'il existe une étroite corrélation entre cette douleur et les mouvements automatiques.

Il y a des cas, et ce sont des cas de chorée généralisée, où l'on trouve à la fois tous les points douloureux que nous

R.F. BIBLIOTHÈQUE NATIONALE IMPRIMÉS

venons de déterminer : la douleur est étendue aussi bien aux moindres ramifications qu'aux troncs nerveux émanés du tronc cérébro-spinal. Le plus ordinairement, bien qu'elles soient généralisées sur tout le système cérébro-spinal, les douleurs se concentrent plus spécialement en certains points. Dans chaque plexus, il y a plusieurs rameaux plus souvent et plus longtemps affectés : telles sont la douzième paire lombaire, la septième paire cervicale et la première paire dorsale. Les centres douloureux persistent sur le plexus lombaire alors qu'ils ont disparu sur le plexus cervico-brachial. De même qu'on rencontre des cas d'hémichorée, on trouve aussi des choréiques chez qui la douleur provoquée a pris un caractère unilatéral; rarement, dans ces répartitions de la douleur, toutes les paires nerveuses sont prises ; le plus souvent, il n'y a que quelques paires plus fortement ou même exclusivement intéressées. Ainsi que je l'ai dit précédemment, ce fait nous fournit un puissant argument contre ceux qui douteraient de l'existence d'une douleur provoquée dans la chorée ; quelle conviction porter, en effet, dans leur esprit, que de leur faire voir un malade hémichoréique gesticulant, criant, grimaçant, bondissant, lorsqu'on presse du doigt certains points du côté affecté, tandis que la même exploration faite dans les points symétriques du côté sain, fût-elle même plus forte, le laisse absolument impassible ?

D'un malade à l'autre, et chez le même sujet, la douleur provoquée offre, dans son intensité, des degrés en rapport avec la violence des mouvements choréiques, et, suivant que ceux-ci sont dans la période d'état, d'augment ou de déclin. On conviendra sans difficulté que la douleur provoquée offre des degrés dans sa violence : tel malade se contente de fuir sous la pression du doigt, tel autre crie, pleure et se démène dans les contorsions les plus ridicules.

Dans les cas excessifs d'hyperesthésie générale, alors qu'il est impossible de toucher un point quelconque du tégument sans provoquer les plus énergiques manifestations de la douleur, il devient, je l'avoue, extrèmement difficile de faire une distinction entre la douleur que provoque la pression des foyers douloureux et celle qui succède à la moindre excitation de la peau; mais cela ne prouve pas que les foyers douloureux n'existent pas; car il devient facile de les retrouver lorsque la maladie, suivant une marche descendante, l'hyperesthésie cutanée disparaît. Même dans les cas où le tégument est anesthésié, il est encore possible de déterminer la souffrance en comprimant les points classiques. D'ailleurs, au dire de M. Sée, ces phenomènes d'hyperesthésie et d'anesthésie ne sont que des raretés; ils ne peuvent donc infirmer la règle.

L'intime corrélation de la douleur provoquée et du mouvement choréique est établie par les considérations suivantes : ils coïncident toujours; ils ont les mêmes rapports d'étendue et de siége; leur marche est parallèle comme celle du pouls et de la température dans les maladies fébriles, c'est-à-dire qu'ils passent par les mêmes phases d'augment, d'état, de déclin. Combien de fois, s'il s'agit d'hémichorée, ne rencontre-t-on pas les foyers douloureux limités à la moitié du corps qui est atteinte? De même qu'il est avéré que la maladie conserve quelque chose de son caractère hémiplégique tout en présentant une tendance évidente à se généraliser, de même on trouve les centres douloureux répartis sur tous les plexus, mais plus nombreux et plus marqués sur une moitié du corps. Il y a plus, on a noté des cas d'hémichorée où la douleur, n'affectant d'abord que le côté correspondant, passait de l'autre côté en même temps que les mouvements choréiques : le côté sain était devenu malade et *vice versa*.

Une autre preuve de cette corrélation, c'est que les mouvements automatiques s'exaspèrent dès qu'on vient à exercer une pression sur les centres de douleur. Faut-il voir dans ce phénomène une relation de cause à effet entre la chorée et la douleur? Peut-être. Je reviendrai plus tard sur cette interprétation. Pour ne rien omettre, il me faut signaler un des autres effets de cette compression des points classiques, je veux dire l'augmentation des troubles intellectuels et celle des troubles de la parole; l'enfant devient incapable de prononcer une phrase sensée et de faire un acte en rapport avec l'état journalier de ses facultés intellectuelles.

Néanmoins, ces rapports d'étendue et d'intensité entre la douleur provoquée et le mouvement choréique sont soumis à des exceptions d'ailleurs fort rares; ainsi, il est arrivé de trouver la chorée n'existant que d'un seul côté pendant que la douleur affectait les deux moitiés du corps, et principalement le côté exempt de mouvements. Mais, je le répète, ces exceptions sont rares et ne mettent pas la règle en défaut. De même, on rencontre des cas où l'endolorissement est moins limité que nous ne l'avons établi précédemment, où il occupe les troncs ou les filets nerveux dans une étendue de plusieurs centimètres; mais ces cas sont exceptionnels, et, pour ma part, je n'ai point eu l'occasion d'en observer.

CHAPITRE II.

OPINIONS QUI ONT RÉGNÉ ET QUI RÈGNENT SUR LA NATURE DE LA CHORÉE. — QUELLE EST LA NATURE DE CETTE AFFECTION ?

Fidèle aux doctrines humorales de son époque, Sydenham attribue la cause première de la chorée à une humeur qui, s'étant engagée dans les nerfs, les irrite, et occasionne, par ce moyen, les convulsions dont il s'agit.

Stoll, Bouteille, Berndt, Copland, Scudamore, Abercrombie ont rapporté des observations qui témoignent de la relation entre le rhumatisme et la chorée ; mais ils ne s'y sont pas arrêtés, et considèrent la maladie comme une névrose.

En 1839, Bright, après examen de nombreux faits cliniques, concluait à un rapport de causalité entre les deux maladies ; il y trouvait plus qu'une simple coïncidence. Selon lui, la subordination pathogénique devait être établie, non pas avec les manifestations articulaires du rhumatisme, mais bien avec l'inflammation des séreuses cardiaques, notamment la péricardite.

En 1849, quand l'Académie de médecine mettait au concours la question « *De la chorée* », M. Sée présenta un mémoire important où, d'un nombre imposant de faits, il tirait ces conclusions :

« Au point de vue anatomique, la chorée se traduit par trois séries distinctes de caractères morbides dont la plus précieuse, la plus nombreuse, la plus homogène, comprend les phlegmasies pseudo-membraneuses ou purulentes des membranes séreuses, et surtout du péricarde et de l'arachnoïde.

« 1° On peut dire que dans la plupart des cas, surtout dans ceux qui sont le mieux avérés la chorée est le résultat de la diathèse rhumatismale et se traduit par des inflammations plastiques des membranes du cœur, des méninges, de la plèvre, du péritoine avec ou sans rhumatisme articulaire (34 cas sur 82).

« 2° Que si, dans d'autres circonstances mal déterminées, les phénomènes choréïques s'accompagnent d'un épanchement arachnoïdien ou d'une désorganisation de la substance nerveuse, il est rare qu'il y ait entre les états anatomiques et les troubles fonctionnels une relation directe de cause à effet. A moins d'être tous dépendants d'une cause commune, comme la diathèse tuberculeuse, ils ne constatent en général que des rapports douteux, incertains, résultats d'une coïncidence fortuite.

« 3° Enfin, il est des chorées (16 sur 84) qui semblent être indépendantes de toute modification appréciable du système nerveux, de toute altération générale de l'économie ; ces cas-là peuvent être considérés comme des affections nerveuses essentielles, c'est-à-dire des névroses. »

Le mémoire de M. Roth, son compétiteur, signalait aussi des chorées d'origine rhumatique. Vers la même époque, M. Botrel, dans sa thèse inaugurale, confirmait les conclusions de MM. Sée et Roth.

Cependant, leur doctrine fut niée ou ne fut admise qu'avec d'excessives restrictions. Parmi tous nos auteurs classiques, on ne trouve guère que Trousseau pour s'y rallier ; il admit sans peine, après le contrôle de nombreuses observations personnelles, l'existence de la chorée rhumatismale ; il regarde la loi de coïncidence des deux maladies comme acquise à la science, en en retranchant ce qu'elle aurait de trop exclusif.

En 1863, en Angleterre, Senhouse Kirkes cherchait à

relever l'opinion depuis longtemps abandonnée de son compatriote Bright.

D'après lui, le rhumatisme devrait son influence étiologique aux affections cardiaques, et par conséquent ce serait le cœur lui-même, avec ou sans rhumatisme, qu'on devrait mettre en cause.

En l'année 1865, un Allemand, Cyon, fit paraître un opuscule ; il admet, au point de vue de la genèse, trois formes de chorée, savoir : la chorée sympathique produite par l'anémie, la chlorose, l'onanisme ; la chorée symptomatique, causée par l'inflammation des méninges cérébro-spinales, par les tumeurs, les phlegmasies, les ramollissements des centres nerveux ; la chorée réflexe, déterminée par la péricardite, l'endocardite, le rhumatisme articulaire, par les troubles de l'appareil utéro-ovarien, par les vers intestinaux, peut-être aussi par les maladies de la peau. Quant à la relation du rhumatisme avec la chorée, elle n'est que médiate, en ce sens que le rhumatisme produit d'abord une péricardite ou une endocardite, laquelle est la véritable cause de la névrose.

Quelques mois plus tard, dans le même pays, Spitzmüller revendiquait une part d'influence pour le rhumatisme ; le désordre choréique pourrait porter aussi bien sur le myocarde que sur les muscles soumis à l'empire de la volonté, le trouble de la coordination des muscles papillaires engendrerait des bruits anomaux et l'irrégularité des battements cardiaques, sans qu'il y eût pour cela lésion de l'endocarde.

Ainsi donc, à la fin de 1865, les auteurs anglais ou allemands, à l'exception de Spitzmüller, concluaient dans le sens de Bright : la relation causale est établie non avec le vice rhumatismal, non avec les manifestations articulaires du rhumatisme, mais avec ses déterminations cardiaques ;

de là, ce corollaire : Attribuer la même influence aux lésions du cœur d'origine non rhumatismale.

Au contraire, en France, l'opinion de M. Sée tendait à s'imposer. De nombreuses recherches étaient entreprises par les médecins les mieux en situation de trouver la solution, je veux dire les médecins des hôpitaux d'enfants ; l'action pathogénique fut rapportée à la diathèse rhumatismale, sans aucune réserve pour l'état du cœur.

M. Jules Simon s'exprime ainsi : « Il m'a été donné de contrôler avec soin les opinions de G. Sée pendant presque toute l'année 1865, alors que je dirigeais le service des choréiques à l'hôpital des Enfants-Malades. Je n'a point eu l'occasion de faire des nécropsies; mais l'examen direct du cœur et les renseignements fournis par les parents des enfants ne m'ont laissé aucun doute dans l'esprit à ce sujet. Presque toujours, mais dans une proportion que je n'ai pas notée, j'ai pu constater des affections cardiaques bien avérées, avec souffle organique, hypertrophie du cœur, etc. Souvent alors, mais non dans tous les cas (dans la moitié des cas à peu près, l'affection cardiaque était apparue seule, sans manifestation articulaire, mais suffisait pour affirmer le rhumatisme), les petits malades, au dire des parents, avaient été atteints de rhumatisme articulaire aigu ; et c'est au bout d'un temps variable qu'on a vu apparaître successivement les mouvements choréiques. »

Dans son mémoire de 1866-68, M. H. Roger confirme aussi l'opinion de M. Sée ; il lui reproche même d'avoir fait à l'influence rhumatismale la part trop restreinte. Ecoutons le médecin distingué de l'hôpital des Enfants : « Journellement témoin, depuis plus de dix années, à l'Hôpital des Enfants, de faits de chorée (et l'on sait combien cette affection est fréquente chez les jeunes sujets, puisque la statistique hospitalière donne pour l'Enfant-Jésus et pour

Sainte-Eugénie 328 cas en moins de trois ans), j'ai eu le temps de me former une opinion sur la véritable nature de cette maladie étrange. La clinique m'a appris, en effet, qu'il faut non-seulement admettre dans la chorée une forme rhumatismale, mais encore que cette forme prime les autres par son évidence et par sa fréquence, comme par son importance pratique, à tel point que je me suis demandé si la chorée n'était point, dans la presque universalité des cas, une manifestation du rhumatisme et, en conséquence, si l'on ne devrait pas nosologiquement la faire sortir du cadre des névroses ou tout au moins la considérer comme une névrose rhumatismale. »

Sur ces entrefaites prenait naissance en Angleterre la théorie de l'embolisme capillaire. Déjà, en 1863, Kirkes avait émis cette assertion que des caillots fibrineux infiniment petits se détachaient des valvules mitrales et étaient lancés par la circulation dans les artérioles de l'encéphale ; dans tous les cas mortels qu'il avait observés, il avait trouvé un ramollissement blanc, soit de l'encéphale seul, soit de la moelle seule, soit des deux en même temps. En 1865-1866, Broadbent s'efforçait de localiser la chorée dans la couche optique ou le corps strié. Bientôt Russel et Hughlings Jackson publient des faits qui confirment cette localisation ; Jackson attribue même les lésions des ganglions opto-striés à l'embolisme capillaire. D'autres auteurs anglais rapportent des observations du même genre, en même temps qu'en Allemagne les faits se multiplient et que Frerichs, au dire de Krestchner, se rallie à la nouvelle théorie.

On voit donc qu'il est possible de ranger en trois classes différentes les opinions qui ont régné sur la nature de la chorée. Dans un premier groupe se placent les auteurs qui considèrent la chorée comme une névrose pure, essentielle, ne relevant que d'elle-même, et dont les lésions sont jusqu'ici inconnues et inexplicables. Dans la deuxième classe se rangent les auteurs qui admettent pour ainsi dire deux chorées : l'une essentielle, le type des névroses ; l'autre symptomatique, se rattachant à une lésion incontestable. Rilliet et Barthez disent : « On peut conclure des différentes lésions rencontrées parfois dans la chorée, qu'il existe deux espèces de chorée. En un mot, il en est de la chorée comme des convulsions, qui sont tantôt idiopathiques, tantôt symptomatiques. » M. Sée s'est placé à la tête des défenseurs de la troisième opinion : La chorée est une manifestation de la diathèse rhumatismale au même titre que l'endocardite et la péricardite, qui troublent le rhythme cardiaque. Aujourd'hui, il faut admettre une nouvelle classe pour la doctrine qui règne en Angleterre.

Examen de la théorie anglaise. — Elle est le développement de l'ancienne idée de Bright. Ce n'est pas au rhumatisme, mais bien aux lésions du cœur, quelle qu'en soit l'origine, qu'on doit rapporter l'influence pathogénique. Les lésions de l'endocarde sont le point de départ d'embolies très-fines qui, parvenues dans les artérioles des corps opto-striés, engendrent la chorée.

Les auteurs de cette théorie invoquent les arguments suivants : la très-grande fréquence de l'hémichorée ; les mouvements choréiques n'ont pas le caractère des mouvements réflexes, puisque la volonté peut ordinairement les maîtriser ; dans l'hémichorée, l'anesthésie cutanée, lorsqu'elle existe, occupe le même côté que l'ataxie musculaire, tandis que dans les lésions unilatérales de la moelle, dans les hémiparaplégies, l'anesthésie siége du côté non paralysé.

A ceci, nous répondrons : Il est vrai que la maladie conserve toujours quelque chose de sa forme hémiplégique tout en présentant une tendance évidente à se généraliser; mais ceci n'établit pas la fréquence de la forme unilatérale pure ; fût-elle même démontrée, les cas de chorée double n'en resteraient pas moins à expliquer. A la vérité, le choréique ne perd jamais entièrement la puissance d'initiative ; il peut même, par l'effet d'une grande énergie, parvenir à calmer momentanément le désordre ou le suspendre pendant quelques instants; mais ceci n'a pas lieu habituellement et se remarque lorsque les mouvements choréiques sont faibles ; d'ailleurs, il peut y avoir des actes réflexes où le cerveau intervienne accessoirement. La troisième assertion est exacte, mais ne prouve rien. Pourquoi, en effet, rapprocher les lésions spinales qui engendrent la paralysie de celles qui troublent la coordination seule sans altérer la transmission motrice ?

L'anatomie pathologique aussi bien que la clinique mettent en défaut la théorie de l'embolisme capillaire. Dans un bon nombre d'autopsies, l'altération endocardiaque fait défaut et partant l'embolus. En 1868, Meynert rapportait l'observation d'une jeune fille, chez qui les lésions encéphaliques, outre qu'elles n'étaient point celles de la nécrobiose, suite d'embolie, s'étendaient bien au delà du corps opto-strié ; il y avait d'ailleurs des altérations de la moelle ; mais l'observation reste muette sur les lésions de l'endocarde.

Ogle, Steinert et d'autres ont publié également des nécropsies où les désordres les plus grands étaient rencontrés dans les centres nerveux, alors que le cœur offrait un aspect normal.

Rokitansky, Demme, Eisenmann rapportent des faits où les lésions étaient purement spinales ; c'étaient des scléroses à divers degrés de développement.

D'autres fois, on ne rencontrait que des congestions cérébro-spinales insignifiantes ou même moins encore. Si l'on veut contester ici l'intégrité des centres nerveux, parce qu'on n'a pas fait l'examen micrographique, l'absence des lésions endocardiaques prouve qu'il n'a pu se faire d'embolus.

En clinique, nous trouvons des choréiques sans manifestations cardiaques, moins souvent, à la vérité, que ne le prétendent Ogle, de Londres, Steiner, de Prague, et M. Jaccoud.

Tous les médecins conviennent de la fréquence des embolies cérébrales à gauche : l'hémichorée devrait frapper principalement le côté droit ; or, nous savons que la chorée a une prédilection pour la moitié gauche du corps.

Pour admettre l'embolisme capillaire des couches optiques et des corps striés, il faudrait affirmer, chez les choréiques, qui guérissent (et ils sont en grande majorité), la curabilité des embolies capillaires de l'encéphale, en même temps que supposer, de la part de ces ganglions sensitivo-moteurs, une tolérance telle que l'embolie surviendrait sans ictus, sans apoplexie, sans paralysie, ne se traduisant symtomatiquement que par des mouvements automatiques.

La plus grande fréquence de la chorée dans l'enfance est incontestable. Pourquoi l'adulte, plus souvent atteint d'endocardite que l'enfant, serait-il moins que celui-ci sujet aux embolies capillaires du cerveau ?

De toute cette discussion, il appert qu'on ne peut soutenir la constance de l'embolie ; la question de la localisation de la chorée dans les ganglions opto-striés ne peut être soutenue davantage, puisqu'il suffit de parcourir les relations d'autopsies de choréiques pour constater que, dans bon nombre d'entre elles, ces organes étaient indemnes.

Deux symptômes intéressants, sur lesquels nous avons

insisté dans notre premier chapitre, démontrent qu'il y a lieu de faire intervenir dans la pathogénie de la chorée d'autres éléments que les altérations des corps opto-striés ; ce sont : l'existence des points douloureux de M. Triboulet et l'exagération plus ou moins durable des mouvements automatiques que suscite la prossion en ces points.

Pour rendre compte des cas de chorée double, de chorée croisée et de ceux où la chorée unilatérale passe d'un côté à l'autre, invoquera-t-on une altération des deux corps striés ?

D'ailleurs, si la chorée a son siége pathogénique dans le corps strié, comment se fait-il que, dans un assez grand nombre de cas, l'ataxie musculaire soit bornée aux membres et respecte la face ?

Les faits expérimentaux témoignent aussi contre la doctrine de Broadbent ; les expériences de M. Chauveau, de Longet, de M. Bert, établissent que les mouvements choréiformes du chien persistent après la section de la moelle à sa partie supérieure, d'où il résulte clairement que ces mouvements, en tout analogues à ceux des choréiques, ne sont point sous la dépendance de l'encéphale.

MM. Legros et Onimus constatent que les mouvements choréiformes cessent tout à fait lorsque le segment postérieur de la moelle a été enlevé.

Donc, pas plus que l'embolie, la localisation de la chorée dans les corps opto-striés n'est soutenable.

Au contraire, la relation de la chorée avec le rhumatisme en tant que diathèse me semble devoir être acceptée. La clinique a démontré d'une façon irrécusable la réalité des rapports de connexité qui rattachent la danse de Saint-Guy aux affections rhumatiques ; elle prouve, en outre, la fréquence de ce rapport. Aux observations de M. Sée, déjà si nombreuses, s'ajoutent celles de M. Roger (qui, pendant une période de dix années, a recueilli personnellement plus de 80 cas de chorée rhumato-cardiaque), celles de MM. Simon, Archambault, Bergeron, etc. Ces faits sont trop nombreux pour qu'on puisse n'y voir qu'une coïncidence éventuelle ; ils manifestent une relation pathogénique indéniable. Des médecins, croyant à tort que le rhumatisme est rare dans le jeune âge, sont disposés à imputer à la croissance ou à la fatigue les douleurs véritablement rhumatismales des enfants. Une preuve que ces douleurs sont indépendantes de l'exercice de la musculation, c'est qu'elles occupent indifféremment tous les membres et toutes les articulations, même lorsque la chorée est partielle ou peu intense ; c'est aussi qu'elles précèdent parfois les mouvements automatiques. Elles se présentent sous deux formes : tantôt elles s'accompagnent de tous les phénomènes qui appartiennent au rhumatisme, tantôt elles ne consistent que dans des douleurs articulaires plus ou moins persistantes, plus ou moins répétées, sans autre trace d'irritation des synoviales ou des tissus fibreux. On peut éprouver quelque difficulté pour établir le caractère rhumatismal de ces dernières. Toutefois, quand elles sont limitées exactement aux jointures, qu'elles s'étendent à plusieurs articulations à la fois, qu'elles augmentent par le mouvement, qu'elles s'exaspèrent par la chaleur du lit et se reproduisent sous la même forme à plusieurs reprises, on a tout lieu de soupçonner une affection rhumatismale. Dans les circonstances contraires, qui sont les moins fréquentes, on peut les considérer comme de simples phénomènes nerveux, analogues à ceux qu'on observe dans l'hystérie ou peut-être à des douleurs de croissance qui ne sont point limitées aux jointures, et dont le siége exact est vers les points d'ossification aux lieux d'union de la diaphyse aux épiphyses.

Quant à la fréquence des lésions cardiaques chez les

choréiques, dira-t-on avec M. Jaccoud, en ce qui concerne l'endocardite, que l'interprétation des faits cliniques en pareille matière est plus d'une fois contestable? A cela je réponds : les constatations cadavériques de l'école anglaise prouvent surabondamment la fréquence de l'endocardite chez les choréiques.—A la vérité, les troubles fonctionnels (palpitations,dyspnée,etc.),comme les altérations du rhytme cardiaque (irrégularités, intermittences), ne suffisent pas pour asseoir le diagnostic d'une lésion du cœur; car ces phénomènes morbides pourraient dépendre d'une altération du sang, telle que l'anémie, la chlorose, ou bien être mis sur le compte d'une folie du myocarde, d'une véritable chorée du cœur, ainsi que l'énonçait Spitzmüller. La matité plus étendue de la région précordiale et les bruits anormaux sont les seuls signes positifs d'une affection cardiaque. Lorsqu'il s'agit d'une péricardite, le diagnostic ne souffre pas de difficulté; des signes pour ainsi dire grossiers servent à l'établir : voussure, matité, frottement, éloignement et affaiblissement des bruits normaux. Quant à l'endocardite, un seul phénomène stéthoscopique permet de la reconnaître : c'est un bruit de souffle profond au premier temps et à la pointe. M. Roger, si compétent en pathologie infantile, a beaucoup insisté sur la valeur de ce souffle en sémiotique; une expérience de plus de vingt années lui a donné la conviction qu'il n'est point imputable à l'anémie, bien que celle-ci soit très-fréquente chez les jeunes sujets, principalement chez les choréiques. La preuve directe est difficile à fournir, dit-il, 1° parce que chez les enfants il n'y a que ce souffle pour témoigner de l'existence d'une inflammation de l'endocarde et qu'il n'y a pas, comme chez l'adulte, augmentation de l'étendue de la matité cardiaque; 2° parce que l'endocardite, lorsqu'elle existe seule, étant rarement mortelle, la nécropsie n'apporte qu'exceptionnellement la démonstration péremptoire des lésions matérielles des orifices. Mais on peut fournir plusieurs preuves indirectes. D'abord les souffles organiques ou inorganiques ont, chez les jeunes sujets comme chez les adultes, des caractères distinctifs. Chez les enfants, des souffles cardiaques dépendant de l'anémie ou de la chlorose sont rares, bien que ces états morbides, surtout le premier, soient très-fréquents dans l'enfance (anémie par scrofules ou tubercules, anémie rhumatismale, anémie par rachitisme, par mauvaise nutrition). West, l'éminent praticien de Londres, a fait la même remarque ; l'existence d'un bruit anomal au cœur est chez l'enfant, dit-il, plus que chez l'adulte, un signe positif d'affection organique. Si l'on peut hésiter alors qu'il s'agit de ces enfants au teint pâle, d'une blancheur à la fois morbide et constitutionnelle, le doute n'est plus permis, si, chez un malade qui n'est point anémique lors de son entrée à l'hôpital, ce souffle naît pour ainsi dire sous votre oreille et se caractérise de plus en plus.

La pratique a démontré à M. Roger que les souffles inorganiques sont presque toujours produits à l'orifice de l'aorte.

Donc, chez tout sujet affecté de danse de Saint-Guy, rhumatique ou non, le médecin auscultera dans le but de s'assurer de l'existence ou de l'absence d'un bruit de souffle au cœur ; comme l'expérience clinique démontre que, chez les enfants, les souffles cardiaques très-rudes appartiennent à peu près exclusivement, et les bruits musicaux exclusivement, aux lésions d'orifices ; puisque l'expérience apprend également que, chez les enfants, les souffles inorganiques ne se produisent presque jamais à l'orifice mitral, l'existence, chez un choréique, d'un souffle manifeste, qui aura son maximum à la pointe du cœur, marquera la réalité de la complication cardiaque, sa nature et son siége.

Une preuve convaincante de l'existence d'une endocardite dans ces cas de danse de Saint-Guy où il n'y a pas de signe physique autre qu'un souffle à la pointe du cœur révélé par l'auscultation, c'est précisément la fréquence des faits dans lesquels on voit ultérieurement l'endocardite progresser, devenir chronique, et où plus tard on la retrouve dégénérée en maladie organique du cœur.

En résumé, il existe donc : 1° un certain nombre de chorées indépendantes de toute modification appréciable du système nerveux, de toute altération générale de l'économie, mais dont le nombre est plus restreint qu'on était tenté de le supposer ; je ne veux point dire que la chorée soit une affection pouvant exister *sine materiâ*, une maladie à laquelle on puisse appliquer le terme obscur de névrose ; j'exprime plus loin ma façon de penser à cet égard ;

2° Des chorées dont le point de départ se rattache plus ou moins directement à la diathèse rhumatismale.

Les tubercules cérébraux ou méningés, les autres altérations du cerveau et de la moelle (inflammation et induration des tubercules quadrijumeaux ; induration, hypertrophie, atrophie de la moelle, du cerveau ; ostéites du canal vertébral) ne sont point du ressort de la chorée proprement dite, mais des convulsions choréiformes.

A notre humble avis, on n'a pas assez tenu compte de la douleur que provoque la pression faite avec la pulpe du doigt sur les trajets nerveux des choréiques. Pourtant cette douleur constitue, pour ainsi dire, un trait d'union entre les diverses formes de la chorée proprement dite. L'ancienne idée de Sydenham, qui plaçait le siége de la chorée dans les nerfs, nous semble être aujourd'hui plus qu'une induction : la souffrance, qu'on occasionne en les comprimant, démontre qu'ils sont malades. De ce que les trajets nerveux sont douloureux à la pression, il est permis de conclure que les nerfs sensitifs sont intéressés, puisque la physiologie nous enseigne que la sensibilité n'est pas dévolue aux nerfs moteurs. Peut-être a-t-on une preuve directe à la face oú les nerfs sensitifs sont isolés des nerfs moteurs et ne forment pas comme aux membres des cordons mixtes : dans les rares circonstances où les muscles orbiculaires des paupières, sourciliers et frontaux, étaient atteints par la chorée (car c'est un fait d'observation que la chorée de la face respecte habituellement ces derniers muscles), dans ces cas, dis-je, M. Triboulet a observé que la septième paire de nerfs crâniens reste indolente, alors que sur la cinquième paire on trouvait les points douloureux.

Pour nous, donc, la chorée se localise sur les nerfs sensitifs nés de l'axe cérébro-spinal. En quoi consiste cette névropathie? Probablement en une fluxion congestive analogue à celles qui se font vers les articulations dans le cours d'un rhumatisme. En effet, si l'on a égard que, dans la chorée rhumatismale, il y a une espèce d'antagonisme, une sorte de balancement, pour la véhémence des phénomènes, entre l'incoordination musculaire et la douleur provoquée d'une part et les complications articulaires d'autre part; si l'on tient compte aussi que souvent un rhumatisme disparaît tout à fait pour céder la place à la chorée; ne vient-il pas naturellement à l'esprit de considérer celle-ci comme un déplacement, une métastase du rhumatisme? La pression sur les nerfs montre que le rhumatisme s'est localisé sur eux et les a rendus douloureux. La fluxion articulaire s'est déplacée ; des jointures, elle s'est transportée vers les nerfs, ainsi qu'en témoigne leur endolorissement, au même titre qu'elle passe du jour au lendemain d'une articulation à l'autre. Cette opinion ne se fortifie-t-elle pas davantage, si l'on compare la mobilité des manifestations articulaires du rhumatisme à celle de l'endolorissément des nerfs dans la chorée? Ici, comme là, un ou plusieurs nerfs deviennent subitement douloureux aujourd'hui; demain, d'autres nerfs seront le siége de la douleur ou même celle-ci disparaîtra tout à fait.

Aux manifestations seules admises jusqu'ici du vice rhumatismal, c'est-à-dire au rhumatisme articulaire et au rhumatisme viscéral, nous ajoutons une troisième modalité : le rhumatisme des nerfs sensitifs cérébro-spinaux. Mais, dira-t-on, dans les cas de chorée sans expression rhumatismale antécédente, concomitante ou ultérieure, ni sur les jointures, ni sur le cœur, ni sur les séreuses, admettez-vous que votre prétendue fluxion des nerfs soit l'unique manifestation du vice rhumatismal? Eh bien! non; car je n'admets pas que le rhumatisme, en tant que diathèse, ait exclusivement le privilége d'engendrer des fluxions. Il ne me répugne pas de croire que dans ces cas la fluxion s'est faite sur les nerfs, au même titre qu'elle se fait vers les muqueuses dans les fièvres catarrhales, la rougeole et la coqueluche, vers les séreuses dans la fièvre scarlatine et la fièvre rhumatique, vers le tube digestif dans les fièvres saburrales et bilieuses, toutes maladies qui de près ou de loin précèdent souvent la chorée.

Ceci posé, en vertu de quel mécanisme se produisent les mouvements involontaires, qui sont le phénomène le plus saillant de la chorée? Malgré l'École anglaise, qui se base sur ce que la volonté peut ordinairement maîtriser les mouvements choréiques, pour affirmer qu'ils ne sont point de l'ordre des mouvements réflexes, je n'hésite pas à les considérer comme tels. D'abord, la volonté n'a d'empire sur eux que dans un nombre restreint de cas; son empire n'est point absolu et dure peu; après une contention imparfaite, les mouvements reprennent de plus belle. En outre, il peut y avoir des actes réflexes dans lesquelles le cerveau joue accessoirement un certain rôle : par exemple, les mouvements respiratoires (qu'on range avec raison parmi les phénomènes réflexes, puisqu'ils s'exercent la plupart du temps à notre insu), ne nous est-il pas possible de les suspendre quand nous voulons, mais, à la vérité, pendant un temps court, car le besoin de respirer devient bientôt impérieux et la volonté doit s'avouer vaincue?

Lorsque, chez un choréique, on comprime les nerfs aux points classiques de Valleix, non-seulement on occasionne une souffrance, mais encore on exaspère les mouvements automatiques; les nerfs sensitifs ont transmis l'excitation à la moelle qui l'a réfléchie par les nerfs moteurs. Il s'agit bien encore ici d'un acte réflexe, car, bien que la sensation soit perçue, il peut y avoir des actes réflexes avec sensation consciente : par exemple, le vomissement qu'on provoque en titillant la luette, et le clignement de la paupière lorsqu'on approche rapidement le doigt de l'œil. Cette douleur provoquée témoigne que les nerfs sensitifs sont dans un état pathologique qui les rend plus excitables que dans l'état sain, ce qui nous permet de comprendre qu'ils puissent donner lieu à des excitations de mouvements convulsifs et cela d'autant plus fortement que la pression les trouvera plus douloureux. La névropathie des nerfs sensitifs nous fournit l'explication des mouvements choréiques. On pourrait objecter à cette manière de voir que, dans un assez grand nombre d'affections, on trouve des douleurs vives à la pression de certains nerfs sans qu'il y ait production de convulsions; cette constatation prouve simplement que toutes les souffrances des nerfs ne conduisent pas fatalement aux mouvements convulsifs, mais ne démontre pas qu'elles ne puissent le plus souvent y conduire. M. Chauveau a institué des expériences qui, si elles se confirmaient, fourniraient un argument péremptoire : il a montré que la section des racines sensitives met fin aux mouvements choréiformes dans les parties correspondantes aux nerfs sectionnés.

Nous croyons pouvoir définir la chorée : une affection atteignant surtout le jeune âge, d'une assez longue durée, dont le caractère le plus saillant consiste en des mouvements irréguliers, désordonnés, presque toujours continus et exacerbants, partiels ou généraux, et involontaires, sans que toutefois l'action de la volonté soit tout entière abolie dans les masses musculaires affectées ; mouvements qui sont des phénomènes réflexes dont le point de départ réside en une névropathie (probablement une fluxion) des nerfs sensitifs, qui appartiennent au système cérébro-spinal.

CHAPITRE III.

Observations de chorée.

Obs. I. — La petite Delhay, âgée de 12 ans 1/2, entre à l'hôpital Sainte-Eugénie, le 29 avril 1874. — Nous notons, parmi les renseignements, qu'à l'âge de 2 ans, l'enfant eut la rougeole ; à 5 ans, elle fut prise de rhumatisme articulaire, et cette maladie est revenue depuis ce temps à des époques variables. Sa dernière attaque de rhumatisme a duré de novembre 73 à janvier 74 ; depuis, l'enfant est restée plus nonchalante, le caractère est devenu plus irritable, plus impressionnable. La semaine dernière, l'enfant accusait des douleurs dans les jointures; puis les mouvements involontaires se sont manifestés il y a trois jours. Le bras gauche et la tête ont été les premiers affectés.

Tous les soirs, elle accuse de la fièvre ; la peau est en sueur, les urines sont peu abondantes et jumenteuses.

Le père, qui nous fournit ces renseignements, est manifestement rhumatisant; actuellement, il présente à la jambe gauche un eczéma qui date d'une année.

Nous trouvons dans le décubitus dorsal une enfant au teint bilieux, bistré, dont les chairs sont peu abondantes et notablement amollies. A gauche, les membres sont pris par instant de mouvements involontaires surtout bien marqués dans les doigts. Elle aurait eu, dit-on, ces jours passés, des mouvements choréiques également à droite. L'exploration des trajets nerveux avec la pulpe du doigt, comme faisait Valleix, est fort douloureuse aux points suivants, à gauche : cervical inférieur, deltoïdien, radio-huméral, épitrochléen, cubito-carpien, crural, condylo-rotulien interne, malléolaire interne, plantaire interne, métatarsien, lombaire, fessier, poplité, péronéo-tibial, malléolaire, dorsal du pied et plantaire externe. A droite, nous rencontrons quelques points; mais la douleur qu'on y provoque est bien moins vive : ce sont le point lombaire, le point sacro-iliaque et le point fessier. Le genou gauche, légèrement fléchi, est un peu tuméfié : nous y trouvons le point condylo-rotulien ; d'ailleurs, pas de rougeur, ni de chaleur, ni de développement des veines superficielles.

Aucun symptôme du côté de l'appareil digestif: appétit, bonnes digestions, ni diarrhée, ni constipation ; néanmoins, une dépression profonde des régions hypochondriaques est un peu douloureuse.

Urines épaisses, jumenteuses, avec sédiment briqueté. Pas d'albumine.

Peau modérément chaude ; pouls assez développé, régulier, à 108. Battements cardiaques assez éclatants, réguliers, avec bruit de souffle au premier temps et à la pointe; à la base, le deuxième bruit tend à devenir soufflant. Rien du côté des gros vaisseaux ni des capillaires.

Respiration tout à fait saine.

30 avril. Mouvements automatiques diminués; nous retrouvons tous les points douloureux de la veille.

4 mai. Toujours le même souffle au premier temps et à la pointe. Le ventre est dur et douloureux.

Prescription : limonade purgative tous les deux jours.

Le 7. Les mouvements automatiques sont fort accentués j auuord'hui ; cependant l'enfant les maîtrise presque complètement. La pression de l'abdomen avec la main à plat est douloureuse, surtout dans la région hypochondriaque gauche.

Le 8. Les mouvements paraissent diminuer.

Le 19. Toujours des mouvements par intervalles, quoiqu'elle reste calme lorsqu'elle fixe son attention. — Douleurs très-accusées, le long du côlon descendant, lorsqu'on déprime l'abdomen vers l'hypochondre gauche. Les points lombaires subsistent, mais bien moins douloureux que le jour de l'entrée; sur les trajets des nerfs, nous constatons la disparition de la douleur.

Prescription: vin quinquina, bains sulfureux, frictions laudanisées des lombes.

Le 22. Encore un peu de sensibilité des plexus lombaires. Plus de mouvements.

On considère l'enfant comme pouvant aller en convalescence. — Même souffle au cœur.

Obs. II. — La jeune Gaulin, âgée de 14 ans, a été atteinte de rougeole vers l'âge de 3 ans. Elle fut prise de pleurésie il y a trois ans ; à la suite de sa maladie, elle resta au lit environ six semaines, ne pouvant se tenir debout à cause de douleurs articulaires. Elle entre à Sainte-Eugénie, le 21 juin 1874, pour une chorée qui date de deux mois ; avant d'être prise de douleurs automatiques, elle se plaignait de douleurs fugaces dans les articulations. Le côté droit a été pris le premier et tout d'un coup.

Sa chorée est généralisée aujourd'hui, mais avec prédominance dans les doigts de la main droite. A part quelques petits rictus dans les muscles de l'œil et de la mâchoire, on n'observe point de mouvements de la face.

La parole est embarrassée ; elle est dans l'impossibilité de se servir elle-même. Elle n'éprouve pas de sensations étranges dans les membres. Les points douloureux sont plus nombreux et plus accentués à droite ; le point lombaire gauche fait défaut. L'intelligence paraît assez nette.

Langue saburrale ; douleur dans le flanc gauche à la pression de l'abdomen. C'est tout ce qu'on remarque d'anormal du côté de l'appareil digestif.

Elle n'est n'est pas encore menstruée. — Respiration normale.

Battements du cœur réguliers, éclatants, bien en place. Pouls sans fréquence.

Pas de chaleur fébrile, un peu de moiteur des mains. Urines normales.

Le 22. Elle est à peu près dans le même état que la veille, sauf que les mouvements sont moindres partout. Ils sont toujours plus forts à droite, surtout au membre supérieur.

Le point lombaire, le point fessier et les points cruraux sont marqués à droite, surtout ainsi que les points radio-huméral, épitrochléen et cubito-carpien du même côté.

Le 26. Les mouvements ne s'amoindrissent pas.

Prescription : tartre stibié, 10 cent.

Obs. III. — La fille Leblanc, âgée de 10 ans 1/2, entre à Sainte-Eugénie, le 30 avril 1874, pour une chorée généralisée, mais surtout marquée à gauche ; le membre thoracique et le membre pelvien de ce côté sont le siége de mouvements très-étendus, au point de dominer complètement les mouvements volontaires. A l'exception des points douloureux du trijumeau, l'exploration des plexus nerveux nous fait constater tous les points douteux des membres et du cou ; la pression en ces points provoque une douleur très-vive et exalte singulièrement les mouvements automatiques, au point de mettre la malade hors d'elle-même. — L'intelligence est saine. — Fourmillements, surtout dans la main et le pied gauche, accusés spontanément.

Cette nuit elle a dormi ; mais les nuits antérieures étaient troublées par une grande souffrance à la région latérale gauche du cou.

Cette douleur cervicale est le reliquat d'un rhumatisme polyarticulaire dont elle fut prise il y a six mois. Elle présente les signes d'un torticolis aigu : tête renversée à droite, apophyses épineuses des deuxième et troisième vertèbres cervicales saillantes, la pression des apophyses épineuses est douloureuse.

Le teint est coloré, fébrile ; pouls régulier à 100 ; pas de souffle au cœur.

Langue saburrale ; saveur âcre ; tiraillements d'estomac ; digestions pénibles; douleur stomacale après l'ingestion des aliments; la dépression du flanc droit est un peu douloureuse; constipation; urine avec fort sédiment blanchâtre, pas d'albumine. Respiration saine.

Prescription: tartre stibié 5 centig.; sinapismes aux lombes; collier de carton.

1er mai. L'agitation a bien diminué; la main gauche offre encore quelques mouvements dans les doigts; à peine quelques mouvements dans l'avant-bras et le bras. — Le sommeil a été meilleur que dans les nuits précédentes. — Presque pas de fièvre. — Tous les points douloureux constatés hier existent encore, mais, sauf à la région lombaire, la douleur provoquée est moins vive.

L'émétique a provoqué l'évacuation de plusieurs crachoirs d'une matière jaunâtre.

Le 3. Une nouvelle dose d'émétique, administrée ce matin, a provoqué près de trois crachoirs d'évacuations.

Prescription : bain pour demain, alimenter prudemment.

Le 4. Presque plus de mouvements dans la main gauche; la jambe gauche est encore notablement agitée. Les points lombaires existent des deux côtés; à gauche, nous trouvons les points fessiers, fémoraux, poplité, condylo-rotulien, rotulien, péronéo-tibial, péronier, malléolaires, plantaires interne et externe, dorsal du pied, métatarsien. A droite, nous retrouvons sur le membre inférieur, quelques points, mais ils sont moins nombreux et moins douloureux ; sur le bras gauche, les points épitrochléen et cubito-carpien ; rien à droite.

La peau est moite, le pouls à 86 ; langue encore grisâtre ; 4 ou 5 selles diarrhéiques ; abdomen douloureux à la pression dans les flancs ; peu d'appétit ; elle paraît se trouver bien de sa cravate de carton.

Le 7. L'émétique pris avant-hier n'a pas déterminé d'évacuations. Les mouvements choréiques sont bien diminués.

8 mai. Hier, à la suite du bain, grande douleur dans le cou qui fut calmée par la réapplication de l'appareil de carton. — Mouvements presque nuls dans le bras, l'avant-bras, la main; quelques mouvements dans les doigts à gauche. Le côté droit n'a rien. Douleur à la pression des foyers du plexus cervical gauche; le torticolis paraît diminuer. Gardes-robes quotidiennes.

Elle a pris ce matin deux verrées de limonade magnésienne.

Prescription. Julep avec oxymel, plus de bains.

Le 9. Prescription. Une deuxième limonade pour demain matin.

Le 11. Le mouvement choréique est faible dans la main gauche; les points douloureux existent presque tous sur le membre thoracique et son assez vifs.

Le 12. Elle accuse spontanément de la céphalalgie. Les mouvements choréiques sont bien diminués à gauche ; il y en a un peu à droite.

Le 13. Ventre toujours douloureux dans les flancs.

Prescription. Vin quinquina, bain sulfureux, badigeonnage de la nuque avec teinture d'iode.

Le 14. Le mouvement choréique est passé à droite où il est maintenant plus accusé que de l'autre côté.

Prescription. Extrait de quina, vin de quina, sirop ioduré, bain sulfureux.

Le 16. Les mouvements automatiques sont augmentés à droite; le côté droit est complètement endolori, le gauche l'est beaucoup moins.

Prescription : Infusion de séné tous les trois jours, supprimer toute autre autre médication.

Le 17 : L'agitation progresse à droite ; impossibilité de se servir elle-même ; nous trouvons tous les foyers douloureux ; hier soir céphalalgie

Le 19 : Deux tasses d'infusion de séné, grand bain.

Le 21. Même état, douleur au côté gauche du cou.

Prescription. Six sangsues à la région latérale gauche du cou.

Le 22. L'agitation est la même ; les points douloureux subsistent, une seule sangsue a pris.

Prescription. Vésicatoires aux lombes.

Le 25. Elle accuse spontanément un peu de mal de gorge ; la pression des trois premières paires cervicales détermine des souffrances intolérables ; langue chargée, haleine fétide.

Prescription. Tartre émétique, 0 gr. 10.

Le 27. L'émétique pris hier a provoqué par en haut d'abondantes évacuations et 3 selles seulement. Par moments, la malade est prise de violents mouvements qui reviennent par accès séparés par d'assez longs intervalles ; la plaie des vésicatoires est blanchâtre et tend à s'escharifier, 104 pulsations. Par instants des soupirs.

Prescription. Julep 2 gr. ext. quina. Pansement de la plaie des vésicatoires avec compresses arrosées d'eau blanche.

Le 29 : L'agitation augmente considérablement, surtout par accès, l'enfant est hors d'état de parler, douleur spontanée dans ce côté gauche du thorax, lèvres croûteuses, noirâtres, pouls peu développé, la surface des plaies des vésicatoires s'étend.

Prescription. Solution de chloral au 1/1000 pour laver ces plaies et les lèvres.

Le 30 : La peau est froide; sur les avant-bras, à la commissure labiale gauche et sur la joue gauche, on rencontre des taches ecchymotiques ; la main et le poignet gauches, la partie antérieure et inférieure du cou sont le siége de petites vésicules avec suffusion sanguine au pourtour; les lèvres et les narines sont couvertes de croûtes qui semblent du sang desséché ; mouvements considérables.

Mort à onze heures dans quelques convulsions.

Autopsie faite 46 heures après le décès.

A la face postérieure du tronc, la plaie des vésicatoires a pris un aspect gangréneux, les tissus sont comme lardacés. Autour des vésicatoires, une quantité considérable de taches luisantes, ecchymotiques; ce sont des pustules qui s'étaient remplies de sang sous l'influence de l'état diffluent de ce liquide survenu dans les derniers jours.

Poumons. — Taches ecchymotiques sous-pleurales en assez grand nombre, insufflation parfaite, le lobe inférieur du poumon droit présente à sa partie supérieure une masse de couleur rouge brunâtre de consistance hépatique; ce sont des noyaux d'apoplexie pulmonaire réunis; un fragment de ce tissu ne surnage pas. Le poumon gauche n'offre que quelques points apoplectiques; épanchement sanguin sous la plèvre, dans les alvéoles et dans le tissu interalvéolaire. Les bronches et la trachée sont le siège d'une coloration presque ecchymotique. Ganglions bronchiques petits, de couleur violacée brunâtre.

Cœur. — Oreillette droite à peu près vide : caillot fibrineux, petit, qui ne se prolonge pas dans le ventricule (celui-ci est complètement vide), mais se prolonge en contournant la valvule tricuspide dans l'infundibulum et l'artère pulmonaire, sous forme d'un caillot allongé comme vermiforme. L'oreillette gauche contient un petit caillot fibrineux qui ne se prolonge pas dans le ventricule, d'ailleurs vide, mais contourne le valvule mitrale et se prolonge dans l'aorte.

Appareil digestif. — La muqueuse stomacale et celle du duodénum sont couvertes de nombreuses ecchymoses de la largeur d'une lentille à celle d'un pois. L'intestin grêle, rempli de matières fécales, a sa muqueuse violacée et pulpeuse dans les parties déclives. Les follicules font peu de saillie, la muqueuse du cœcum est violacée, teinte qui se trouve par places dans le gros intestin. Beaucoup de cybales.

Le foie est gorgé de sang noirâtre. La rate a la coloration et la consistance normales.

Système nerveux.— La face antérieure de la dure-mère adhère au rachis, au niveau des trois premières vertèbres cervicales. Quaud on a fendu les méninges sur la ligne médiane en avant et en arrière, on constate que la face postérieure de la moelle est fortement injectée; les vaisseaux y sont tortueux, turgescents, gorgés de sang rouge. Doit-on attribuer cette turgescence à la déclivité du cadavre, ou bien faut-il la rapporter à un état congestif avant la mort? Des sections transversales de la moelle faites à 1 centimètre l'une de l'autre, d'un bout à l'autre, démontrent que la moelle ne présente en aucun endroit, ni à l'extérieur ni à l'intérieur, de lésions appréciables à l'oeil nu ; sa consistance est normale.

Tous les sinus crâniens sont gorgés de sang. La périphérie du cerveau présente beaucoup de veines dilatées et gorgées ; consistance normale. A la coupe, piqueté sanguin; rien de particulier dans les ventricules, liquide en quantité moyenne. Rien d'apparent du côté des couches optiques ni des corps striés; rien dans le bulbe divisé en tranches minces et transversales; semblablement divisée, la protubérance annulaire offre une teinte grise, rosée, plus prononcée que d'ordinaire ; le piqueté sanguin y est aussi plus marqué. Piqueté sanguin plus prononcé et même coloration rosée du pédoncule cérébelleux moyen. De toutes les lésions obscures des centres nerveux, celles-ci me paraissent les plus importantes et peuvent être traduites par le mot congestion.

Les cartilages de l'articulation atloïdo-axoïdienne gauche sont très-rouges, imbibés de sang, ce qui contraste avec l'aspect qu'offre l'articulation symétrique, qui est saine. Ces lésions nous rendent compte parfaitement du torticolis douloureux qu'un moment nous avions cru devoir considérer comme un mal de Pott.

Obs. IV. — Lemare, âgé de 10 ans 1/2, entre à l'hôpital Sainte-Eugénie le 26 juillet 1874. Elle fut prise subitement, il y a quatre jours, de violentes céphalalgie et de vomissements aqueux, en même temps que de vives douleurs articulaires; les douleurs cessèrent et des mouvements choréiques apparurent. Cette enfant est malade pour la première fois.

Aujourd'hui nous la trouvons jetée dans son lit en désordre, ayant continuellement des mouvements dans les mains, les avant-bras et peu dans les bras, dans les pieds, les jambes, pas dans les cuisses ni dans le tronc, ni à la face; un peu dans la langue. Ces mouvements sont assez considérables, elle a beaucoup de peine pour les enrayer; hier, pour l'amener, on était obligé de la soutenir, la préhension des aliments est impossible ; ni paralysies ni contractures, pas de sensibilité insolite dans les extrémités, nous trouvons tous les points douloureux du cou, des lombes et des membres: la pression y est excessivement pénible. L'intelligence ne paraît pas altérée ; la parole est encore possible, mais gênée.

Langue très-saburrale, de l'appétit, mais la mastication est difficile ; bonnes digestions.

Pouls régulier. Les bruits du cœur sont bien nets et en place ; le second tend à se dédoubler. Rien à noter du côté des gros vaisseaux, ni des capillaires, ni du système lymphatique.

La respiration est un peu suspirieuse.

Prescription : Tisane chiendent et sirop de cerises. Julep éther et acétate d'ammoniaque.

Le 27 : Les mouvements sont toujours aussi forts, ils ne disparaissent que pendant le sommeil ; il n'y a pas de fièvre. Hier elle accusait spontanément des douleurs abdominales et cependant la pression de l'abdomen reste indolente.

Le 28. Toujours même agitation et même points douloureux.

La déglutition est moins facile que ces jours derniers.

Elle a pris 5 centigrammes de tartre stibié qui ont déterminé d'abondants vomissements ; on supprime l'éther et l'acétate d'ammoniaque.

Le 30 : Toujours le même désordre, mouvements continuels du tronc et des membres ; la moindre exploration des trajets nerveux la met hors d'elle-même et détermine des pleurs et des rires ; bon état général, appétit, sommeil ; douleur assez marquée à la pression.

Le 31. Physionomie cholérique ; elle est moins agitée.

3 août. Elle a pris ce matin une limonade magnésienne qui n'a donné qu'une selle.

Le 4. Les mouvements ne sont pas amoindris, ils s'étendent au tronc ; le désordre est extrême. L'exploration des nerfs la porte à crier, à grimacer, à s'agiter ; rien au cœur.

Prescription : Acét. ammoniaque, bain, ouate autour des lombes.

Le 7. Le désordre est incessant ; les mouvements sont moindres mais l'enfant est encore incapable de se servir elle-même ; les foyers douloureux existent en aussi grand nombre, la douleur y paraît diminuée. 3 selles par la limonade prise hier.

Le 11 : Moins agitée, toujours en désordre cependant ; la pression est douloureuse sur les flancs, les points lombaires sont excessivement douloureux ; lorsqu'on veut la faire asseoir sur le lit, les mouvements automatiques s'exagèrent.

Prescription : Pot. acét. ammoniaque et sirop d'éther ; pour demain matin, séné.

Le 12. On supprime la potion, grand bain, vésicatoires aux lombes.

Le 15. Toujours grand désordre ; hier, 3 selles diarrhéiques quoique sans purgation.

Le 17. Lorsqu'on ne trouble pas son repos elle est presque sans mouvement, sauf quelques légers dans les doigts ; les points douloureux sont moins accentués.

Le 18. Elle est assez maîtresse de ses mouvements pour se tenir tranquille pendant quelques instants, lorsqu'on l'y invite ; elle arrive à pouvoir mâcher ses aliments, elle parle plus facilement ; le ventre est souple et indolent, sauf à une pression profonde du flanc droit.

Prescription : Bain, vésicatoire.

Le 19. Moins de mouvement ; douleur provoquée sur les nerfs, moindre.

Le 25 : Parle mieux ; mouvements automatiques des mains qu'elle peut maîtriser ; encore incapable de se servir. Pas de points douloureux ni sur les plexus, ni sur le trajet des nerfs aux membres ; seuls les points lombaires persistent. L'impulsion du premier bruit cardiaque est considérable, il y a un peu de rudesse.

Prescription : Vin quina, fer, bain sulfureux.

Le 28 : Etat de laxum et comme d'ébriété, grand désordre ; douleur provoquée seulement à la région lombaire.

Le 29. Facies moins hébété, désordre bien moindre ; elle commence à se servir elle-même.

Le 31. L'amélioration est considérable et a fait des progrès rapides depuis trois jours. Encore un point douloureux à la région lombaire droite ; on commence à la lever.

6 septembre. L'enfant est complètement rétablie, marche très-bien.

Obs. V. Froment Antoinette, 12 ans, est admise à Sainte-Eugénie, le 6 septembre 1874. La mère, qui nous fournit les renseignements, est elle-même atteinte de rhumatisme chronique ; ses doigts présentent des déformations caractéristiques. Le père était buveur, il est mort d'une affection du foie.

Cette enfant est maigre, son teint est subictérique, terne ; elle est, en un mot, d'une santé languissante ; elle entre ici pour une chorée des quatre membres. Parole assez facile ; elle était au lit pour des douleurs articulaires, lorsque l'orage du 2 septembre la mit dans une grande frayeur, alors seulement sont apparus les mouvements choréiques ; elle accuse des fourmillements dans le pied gauche. La sensibilité, au pincement, est assez prononcée ; il semble y avoir un peu d'hypéresthésie, à gauche. L'exploration des cordons nerveux, suivant la méthode Valleix, nous fait constater l'existence des centres douloureux suivants, à droite : cervical inférieur, post-claviculaire, deltoïdien, axillaillaire, huméro-radial, épitrochléen, cubito-carpien, lombaire, fessier, fémoraux, cruraux, rotuliens, poplité, péronéo-tibial, malléolaires, plantaires, dorsal du pied, métatarsien; à gauche, nous trouvons les mêmes points; plus, les points axillaire et fessier. La malade paraît avoir un peu d'obnubilation de la mémoire, de l'hébétude.

Respiration courte, fréquente — 56 ; voix non altérée. Aux bases pulmonaires, du souffle tubaire et de grosses bulles. Le premier bruit cardiaque est râpeux ; à la région précordiale, double frottement ; plus bas, les bruits cardiaques s'entendent à peine. Pouls assez faible, régulier, — 132. Langue suburrale ; pas de vomissements ; abdomen dur et douloureux à la palpation. Au début de sa maladie, elle eut des coliques, mais pas de diarrhée. Le foie pas plus que la rate ne déborde les hypochondres ; l'urine est chargée d'urates, pas d'albumine.

Prescription. Chiendent et sirop de cerises ; tartre stibié (pour demain) 5 centigrammes ; sinapismes autour du thorax.

Le 7 septembre. Un peu d'abattement ; 140 pulsations ; souffle tubaire, surtout à gauche.

Prescription : Julep, teint. digit. xv. Sinapismes, lavements émollients.

Le 8. Six selles, mais pas de vomissement par l'émétique d'hier. Abdomen moins sensible. Un peu d'appétit, langue belle ; les mouvements automatiques sont bien moindres ; à peine quelques légérs mouvements de la main gauche. Les points douloureux persistent, mais moins accusés. Le premier bruit cardiaque tend à être couvert par un souffle ; le frottement péricardique tend à s'effacer, les battements s'entendent mieux ; toujours l'inspiration et l'expectoration soufflantes, surtout à gauche.

Prescription : Deux tasses d'infusion de séné pour demain.

Le 9. Les frottements péricardiques s'amoindrissent ; les bruits cardiaques sont mieux perceptibles. L'existence d'un épanchement pleural, à gauche, devient de plus en plus manifeste.

Le 10. Elle accuse du mal de gorge ; nous trouvons un peu de rougeur des piliers du voile du palais. L'impulsion cardiaque est bien accentuée, le deuxième bruit un peu claquant et sec ; 132 pulsations.

Hier, plusieurs selles diarrhéiques par le séné.

Prescription : Julep, teint. digit. xv. Vésicatoire à la base gauche.

Le 11. Plus de frottement péricardique. Le bruit râpeux et soufflant, qui couvre le premier bruit cardiaque, persiste, mais plus faible.

Le 12. Poignet gauche un peu gonflé, douloureux.

Le 15. Le poignet droit et les articulations phalangiennes de l'index sont gonflés et douloureux. Plus rien à gauche.

Le 16. Toujours même pàleur mate, avec yeux cernés. Respiration gênée; petite toux grasse sans expectoration.

Prescription : Julep, digital.; lavements émollients.

Le 18. Même orthopnée. Par instant, petite toux sèche. La circulation des vaisseaux du cou paraît bien se faire; la percussion à la région précordiale est douloureuse; la pointe du cœur bat un peu en dehors du mamelon. Souffle au premier bruit cardiaque dont le maximum est à la pointe; le deuxième bruit claquant et sec. Pouls régulier, modéré. Pas d'œdème des membres inférieurs. Maigreur considérable; teint pâle et terne. La fosse iliaque droite douloureuse à la pression. Hier elle avait de la douleur dans le petit doigt droit.

Prescription. : Tamarin.

Le 21. Le souffle rapeux qui couvre le premier bruit cardiaque est toujours aussi intense.

Le 25. L'enfant se trouve mieux.

Prescription : Vin, fer, badigeon. iode, digitale.

Le 26. Le poignet droit est devenu un peu douloureux et tuméfié.

Prescription : J. chlorhyd., ammoniaque; sirop d'iodure de potassium; vin.

1er octobre. L'impulsion cardiaque est moins prononcée; toujours le même souffle. Un peu de sensibilité à la pression vers le foie.

Le 6. Elle va mieux. On a supprimé le chlor. d'ammoniaq. la circulation se fait bien, mais le souffle persiste.

Le 9. A peine quelques palpitations. Premier bruit cardiaque, et premier silence par un souffle.

Le 18. Envoyée en convalescence. L'état du cœur est stationnaire.

Obs. VI. Gruyère Noémie, 9 ans 1/2, est admise à Sainte-Eugénie le 10 septembre 1874; elle a eu la rougeole, la fièvre typhoïde, la scarlatine. Il y a quatre ans, elle fut prise de chorée sans cause appréciable. Les parents ne sont pas rhumatisants; elle-même n'a jamais eu de rhumatisme; sa chorée dura plusieurs mois, depuis lors il lui est resté de l'oppression. Elle fut soignée ici, il y a deux ans, pour une entérite.

Teint terne et subictérique. Entre ici pour son affection cardiaque; elle crache le sang surtout au réveil; lorsqu'elle a fait quelques pas, elle tombe essoufflée. Le palper, à la région précordiale, fait percevoir un frémissement cataire. La pointe bat à sa place; mais l'impulsion est assez énergique;

pour soulever la tête; un bruit de souffle râpeux. dont le maximum est à la pointe, couvre le premier bruit cardiaque et le premier silence; le deuxième bruit, claquant et sec, est surtout marqué vers la gauche du thorax. A mesure qu'on s'éloigne vers le côté droit, un bruit de souffle doux accompagne le premier bruit normal; le deuxième bruit redevient physiologique. Rien du côté des gros vaisseaux ni des capillaires; pas d'œdème; rien au système lymphatique. pouls filiforme, à 92. Souvent les pieds froids.

Respiration calme; ni toux, ni expectoration; pas de bruit anormal, pas d'œdème des bases pulmonaires. Abdomen souple, douloureux seulement à la pression profonde des hypochondres. Pas de perturbation des fonctions digestives. Rien dans l'urine.

L'innervation paraît saine.

Prescription : Teint. digit. XVIII gouttes.

Le 18. Un crachat hémoptoïque noirâtre, mélangé de pus.

Bains de pieds. Sinapismes entre les épaules. teint. digit.

Le 19. Même état. L'énorme bruit de souffle, au premier temps, s'entend en arrière, le long du rachis. Ventre souple, indolent.

1er octobre. Elle n'accuse plus de palpitations. L'impulsion a perdu de sa force.

Le 16. Le premier bruit et le petit silence sont couverts par le bruit de souffle qui est bien moins rude. Etat général satisfaisant. Plus de palpitations; l'amélioration est grande.

Le 18. Envoyée en convalescence.

Obs. VII. — Le jeune Rousseau, âgé de 9 ans, entre à Saint-Eugénie le 4 octobre 1874. Sa mère, à la suite d'un violent chagrin, fut, à l'âge de 19 ans, prise d'hémichorée droite; pendant qu'elle allaitait, elle eut une attaque de rhumatisme polyarticulaire... Il y a deux ans, l'enfant fut prise de fièvre typhoïde, il lui est resté depuis cette époque de la diarrhée et une hémicrânie, avec vomissements pituiteux revenant chaque semaine. L'intelligence de l'enfant a été surmenée. Il y a deux mois et il y a huit jours, elle eut de fortes émotions (peur à la suite de menaces); les mouvements choréiques ont été remarqués depuis trois semaines, mais il y avait déjà quelques petites secousses auparavant; depuis cinq jours, les symptômes ont considérablement augmenté; la fièvre devint plus forte, car déjà il existait auparavant un léger mouvement fébrile. Le teint est subictérique, avec coloration des pommettes. Décubitus dorsal, agitation continuelle des membres, du tronc, de la tête; la chorée est aussi généralisée que possible, mais les orbiculaires des paupières ne sont pas pris. Un peu d'hyperesthésie du tégument. Tous les points douloureux de Valleix sont recherchés soigneusement ; aucun n'échappe à notre observation, pas même ceux de la 5ᵉ paire. Cette exploration provoque des gesticulations indescriptibles. Le moral paraît d'une grande susceptibilité.

Peau sans chaleur fébrile, moiteur de la paume des mains. Eruption varioloïde sur tout le corps, ne datant que d'hier matin. Langue saburrale ; soif vive. Pas de vomissements depuis quelques jours. Ventre un peu douloureux à la dépression dans les flancs.

Pouls petit, régulier, à 104. On prétend que dans la soirée elle a un peu de fièvre qui l'assoupit. Elle accuse des palpitations, mais l'auscultation ne révèle rien.

Respiration calme ; par instant, des soupirs.

Prescription : Bourrache vineuse. Julep ac. ammoniaque. Lavements émollients.

Le 8. Elle a pris 3 centigrammes d'émétique ce matin. Même agitation. L'enfant ne peut absolument parler, ni manger seule.

Le 10. Emétique 3 centigrammes.

Le 15. Plus de douleurs sur les cordons nerveux, sauf aux points d'émergence du trifacial ; on peut, par cette pression, provoquer à volonté le grimacement d'un côté de la face. Les mouvements involontaires sont diminués.

Le 22. Six ventouses scarifiées sont appliquées sur les côtés du rachis dorso-lombaire. Julep, éther.

Le 24. Pouls très-fréquents. Peau brûlante. L'examen de tous les organes ne fait rien découvrir. Sur le dos, on trouve de phlyctènes remplies d'une sérosité sanguinolente, Depuis quelques jours il est survenu , autour de l'anus, une éruption érytémateuse due au frottement continuel.

Le 25 matin. 40° 7 même chaleur de la peau avec sueurs. L'enfant est plus abattue, s'agite moins, s'assoupit,

Le 25 soir. 41° 5 164 pulsations, 36 respirations.

Le 26 Etat général grave ; Prostration ; plus de mouvements automatiques. Peau toujours ardente et moite. A la base du poumon gauche, du souffle et des râles de pneumonie hypostatique ; 58° 8, 192 pulsations, 49 respirations.

Prescription : Julep rhum 40 gr., kermès 0 gr. 15.

Mort à 10 heures après des convulsions généralisées.

Autopsie.

Tube digestif. — Tout le gros intestin présente une teinte rosée, signe d'une injection considérable ; les follicules sont très-saillants. Dans le cœcum, l'injection est plus prononcée encore. Les follicules clos de l'intestin grêle sont le siége d'une véritable psorentérie. A mesure qu'on avance vers le duodénum, la saillie des follicules devient moins considérable mais l'injection est toujours très-marquée. Les valvules conniventes sont excoriées ; d'un bout à l'autre de l'intestin grêle ; des ecchymoses vers le duodénum l'intestin paraît reprendre son aspect normal. L'estomac présente dans la portion pylorique des ecchymoses et de l'injection ; la muqueuse y est ramollie ; il est plein de liquide ; vers le cardia, des sugillations. *Pas d'altération des ganglions mésentér iques,*

Poumons. — Rien, pas de pneumonie de la base gauc he ; ganglions bronchiques épais et violacés.

Cœur. — Liquide séreux, citrin, dans le péricarde. Oreillette droite presque vide, un peu de sang liquide et un petit caillot. Dans le ventricule droit, à peine quelques débris de caillot cruorique ; dans l'oreillette gauche : sang noirâtre-sépia, pas de caillot non plus que dans le ventricule gauche. *La valvule mitrale épaissie présente des traces évidentes d'endocardite chronique* ; *on trouve même sur le bord libre de la valve gauche de l'endocardite végétante. On trouve aussi sur les valvules sigmoïdes aortiques vers, leur bord adhérent, des traces d'endocardite.* La valvule mitrale est couverte d'un caillot qui s'enlève facilement. Pas de traces d'endocardite dans les cavités du cœur droit. Dans le cœur comme partout ailleurs, le sang offre une coloration-sépia qui indique que l'enfant a dû succomber à une altération de cette humeur : (éruption phlycténoide dans le dos et vers l'anus, ulcération de la bouche).

Foie. — Il est gorgé de sang noirâtre, et, par places, il commence à se décolorer et à prendre l'aspect graisseux. A la coupe son parenchyme offre l'aspect normal.

Rate. — Peu volumineuse ; coloration normale ; consistance molle ; à la coupe gorgée de sang, comme lie-de-vin.

Reins. — Faciles à dépouiller de leurs capsules ; places violacées ; vineuses à la surface, d'autres places jaunâtres ; distinction nette des deux substances.

Système nerveux. — Les veines intra-rachidiennes sont gorgées d'un sang noirâtre ; sur la moelle elle-même, beaucoup de sang noirâtre ; une ecchymose, large comme une pièce de vingt centimes, sur la face postérieure de la dure-mère, vers la fin de la colonne dorsale. La pie-mère et l'arachnoide se détachent facilement et ne présentent rien de pathologique à leur partie antérieure ; les vaisseaux y sont modérément développés ; en arrière, les méninges se détachent avec facilité, les vaisseaux y sont variqueux, très-développés. Tout à fait en bas, une véritable réplétion du système vasculaire (position du cadavre).

La dure-mère encéphalique est fortement congestionnée ; les sinus sont gorgés de sang sépia abondant; la pie-mère, vers la partie interne de la face supérieure des hémisphères surtout, est infiltrée de matière albumineuse opalescente; ses vaisseaux sont très-gorgés de sang noir; elle se détache facilement de la convexité des hémisphères; elle n'est ni épaissie ni adhérente à la surface des circonvolutions. Celles-ci offrent la consistance habituelle. Sur une coupe de l'encéphale, la substance blanche présente un sablé sanguin très-abondant; elle laisse suinter des goutteleletttes sanguines en abondance; la substance grise offre une teinte rosée congestive. Les ventricules sont vides et ne présentent pas une quantité anomale de liquide; rien d'anomal sur leurs parois. La toile choroïdienne pas plus que la pie-mère ne présentent de granulutions tuberculeuses; les pédoncules cérébraux, les pédoncules cérébelleux moyens et la protubérance sont coupés par tranches minces, sans qu'on puisse y découvrir la moindre lésion. Nous avons aussi examiné la troisième circonvolution frontale gauche (l'enfant ne parlait pas); elle était indemne; dans le bulbe, aucune lésion; dans la moelle, immédiatement au-déssous du bulbe, les cornes de la substance grise sont injectées; elles offrent une teinte rosée.

Obs. VIII. — Anna Grand, 9 ans 1/2, entre à Sainte-Eugénie le 20 septembre 1874. Les parents ne sont pas rhumatisants; mais la mère est sujette aux névralgies; l'enfant a eu la rougeole à l'âge de trois ans; elle entre pour une chorée; c'est la troisième fois qu'elle en est prise; elle a été traitée ici il y a 5 ans; sa deuxième attaque remonte à 4 ans, l'attaque actuelle date de 6 semaines et apparut sans cause occasionnelle.

Nous la trouvons dans un désordre réel : attitude et facies caractéristiques; A chaque instant, des mouvements dans la face et dans les extrémités; de temps en temps un soupir; elle parvient encore à dominer ses mouvements, a conservé une certaine tonicité musculaire. *Les mouvements s'étendent jusqu'aux paupières*; la parole est encore relativement facile; elle ne peut guère se tenir debout ni marcher qu'étant soutenue; elle peut encore, bien que maladroitement, se servir elle-même; pas de fourmillements. L'exploration des trajets nerveux montre à gauche le nerf cubital douloureux mais pas le radial ; des deux côtés le plexus brachial est douloureux, le sciatique poplité interne modérément douloureux; même chose sur les sciatiques et les plexus lombaires; la sensibilité est conservée;

l'exploration amène un grand désordre moral ; l'intelligence paraît encore intacte.

Le premier bruit cardiaque presque entièrement couvert par un souffle.

Langue fortement saburrale ; abdomen douloureux à une pression profonde dans les flancs.

Prescription : Pour demain, tartre stibié 5 centigr. ; Julep oxymel et sirop d'éther ; ouate autour des reins.

21 Septembre. Par l'émétique, 4 crachoirs d'évacuations bilieuses ; les vomissements l'ont momentanément excitée ; grand désordre, 2 selles diarrhéiques seulement.

Le 22. Nuit bonne, bain.

Le 24. Evacuation assez abondante par deuxième émétique ; bain.

Le 25. Physionomie plus naturelle, teint plus clair ; elle peut pendant un certain temps commander à ses mouvements. 2 verres limonade magnés. pour demain.

Le 28. Quelques mouvements dans la face ; la parole semble plus facile ; le premier bruit cardiaque beaucoup moins soufflant ; points douloureux peu accusés.

2 tasses d'infusion de séné.

1er Octobre. Mouvements notablement moindres ; points douloureux encore assez marqués, surtout à droite, dans les lombes ; hier douleur dentaire pendant quelques heures ; 3 selles par le séné.

Le 6. Elle n'a plus que de petits mouvements dans les mains et dans les pieds, qu'elle peut dominer par la volonté ; les points douloureux existent encore, mais plus faibles à la région lombaire ; petit souffle doux qui prolonge le premier bruit cardiaque ; fer, bain sulfureux.

Le 15. A peine quelques vestiges de mouvements automatiques dans les mains.

Le 16. Points douloureux assez marqués aux lombes ; douleur à la pression des hypochondres ; le deuxième bruit cardiaque un peu éclatant ; fer, bain sulfureux, gymnastique.

Le 19. Encore quelques petits mouvements automatiqres ; léger souffle doux au premier bruit du cœur.

Le 24. Sortie.

Obs. IX. — Reich, 12 ans 1/2, entre à Sainte Eugénie le 9 Avril 1874. Elle aurait eu une pneumonie lors du siége de Paris ; malade depuis le

1er Janvier, à ce moment elle accusait des douleurs dans le dos et vers l'estomac. Au bout d'un mois, elle laissait échapper les objets qu'elle tenait. Son caractère changea, devint bizarre. Après quinze jours de ces manifestations choréiques, elle eut quelques épitaxis abondantes. On l'a traitée à la consultation : 2 émétiques à trois jours d'intervalle. Après cela, fer, vin de quinquina et séjour à la campagne. Quoique les mouvements choréiques ne consistent plus qu'en de rares soubresauts, l'état général ne s'est point amendé. Teint pâle, mat et subictérique; yeux caves; traits tirés; langue à peine saburrale. Appétit assez bon. Avant les repas, quelques tiraillements d'estomac. Douleur au creux épigastrique après manger. Jamais de vomissements après la digestion, flatulences, gargouillements; abdomen tendu, tympanique, un peu d'exomphale. Douleur assez vive lorsqu'on presse les flancs et l'épigastre; indolence partout ailleurs. Pas de diarrhée ni de constipation. Alternatives de chaleur et de froid; humidité visqueuse de la paume des mains. Pouls bondissant, saillant, à 108. Enorme bruit de souffle au cœur: à peine entend-on le premier bruit, tout le reste est couvert par ce souffle. Les vaisseaux du cou ne sont pas saillants. Elle accuse spontanément des palpitations et de l'essoufflement.

Respiration normale.

Les points douloureux de la chorée sont peu accusés.

Prescription : vin de quinquina, fer, vin.

10 avril. Nuit calme, sans fièvre; pas de douleur dans l'abdomen.

Le 14. Pas de sueur, sommeil et appétit bons. Selles régulières. Pas de douleur abdominale.

Prescription: *ut supra*, bains sulfureux.

Le 16. Plus de chorée ni de fièvre. Maux d'estomac bien moindres Enorme bruit de souffle qui couvre les deux bruits cardiaques.

Prescription : *ut supra*.

Le 17. Sortie.

Obs. X. — Elise Degrange, 9 ans, entre à Sainte-Eugénie le 27 août 74. L'enfant a eu la danse de Saint-Guy, il y a deux ans, sa maladie dura six semaines. Les parents ne sont pas rhumatisants, l'enfant ne paraît jamais avoir eu de rhumatisme. Il y a près de deux mois qu'elle est reprise de mouvements automatiques, sans cause appréciable; depuis 15 jours, la chorée est stationnaire, mais dans la période précédente elle allait s'accroissant; dans les 15 premiers jours, l'enfant pouvait encore écrire.

Actuellement ses mouvements choréiques sont surtout accusés dans les muscles des épaules et des doigts. Elle peut s'asseoir, marcher lorsqu'on lui donne la main, elle dirige encore assez bien ses membres supérieurs. La sensibilité est assez nette partout, pas de sensations anormales accusées spontanément. La parole est gênée considérablement. A l'exception des points lombaires, on ne trouve presque aucun point douloureux à la pression. Le caractère est changé depuis quelques semaines, il est d'une mobilité exagérée : pleurs faciles.

Mastication et déglutition faciles encore. Appétit plus développé depuis que l'enfant a de la chorée. Bonnes digestions. Ventre souple et indolent; selles régulières. Urines normales.

Peau fraîche, pouls régulier — 60. Bruits du cœur bien en situation, nets. Respiration calme.

Bain.

Le 28. Le premier bruit cardiaque tend à devenir soufflant.

Sp. strychnine. Pilules Vallet. Bain sulfureux.

Le 29. Le côté gauche est assez agité, le droit l'est moins. Douleur seulement à la pression de la région lombaire gauche.

2 septembre. Cette nuit est survenue une conjonctivite catarrhale de l'œil gauche.

Collyre sulf. zinc.

Le 4. La conjonctivite est double.

2 tasses d'infusion de séné pour demain.

Le 5. Toujours au même degré. Hébétude et laxum général. Pâleur mate. Presque pas de points douloureux. Battements cardiaques lents, le premier bruit a quelque chose d'un peu rude. La rougeur conjonctivale est moindre qu'hier.

Pour demain : tartre stibié 3 centigrammes. Bain tous les deux jours. Collyre *ut suprà*.

Le 9. Un deuxième émétique a provoqué de copieuses évacuations par haut et par bas.

Le 11. Tous les deux jours : deux tasses à café d'infusion de séné.

Le 15. Laxum général du système musculaire et de l'intelligence. Lavements émoll.

Le 18. Mouvements bien moindres. Trajets nerveux indolents. Yeux moins rouges.

Fer. Bains sulfureux.

Le 25. Avec de l'attention, elle peut complètement maîtriser ses mouvements, qui sont d'ailleurs légers.

Le 28. Elle n'a plus que de petits mouvements dans les doigts. Sa marche est encore un peu gauche.

1er octobre. — Convalescente de sa chorée. Toujours pâleur mate du teint. Envoyée à la maison de convalescence d'Epinay.

Obs. XI. — Thibert, 10 ans 1/2, est admise à Sainte-Eugénie le 10 mai 74. Le père n'est pas rhumatisant, la mère n'est pas nerveuse. Rougeole il y a trois ans. Sa maladie actuelle a commencé il y a trois semaines environ. Quinze jours avant le début, elle eut une vive émotion, une grande peur, Le côté droit a seul été pris d'abord, le gauche n'est malade que depuis huit jours.

Actuellement, teint subictérique. Chorée des deux côtés, ayant lieu surtout dans les doigts et dans les mains. Fort peu de mouvements de la face. Parole embarrassée. Impossibilité de serrer un seul instant avec la main. Pas de sensation anormale accusée spontanément dans les extrémités. La moindre exploration des trajets nerveux la met hors d'elle-même; à l'exception du trifacial, tous les plexus sont douloureux. L'intelligence est intéressée, le caractère est très-mobile.

Langue fortement chargée d'un enduit jaunâtre. Appétit bon. Abdomen douloureux à la pression. Urines sédimentaires.

Paume des mains inondée de sueur. Pouls régulier, à 88. Battements cardiaques normaux, sans mélange de bruits étrangers.

Sp. éther; acét. ammoniaq.; émétique 5 centig pour demain.

Le 12. Evacuations abondantes par l'émétique. Elle sue abondamment. Le caractère est bizarre.

Le 13. Nous la trouvons en désordre, jetée sur le côté et sur la face Elle a pris un deuxième émétique ce matin.

Le 14. Mouvements généralisés, un peu moins considérables : les points douloureux moindres sur les plexus brachiaux, sont aussi vifs à la région lombaire. La dépression des hypochondres est douloureuse.

Le 19. Encore une grande agitation, surtout lorsqu'elle veut se mouvoir.

Le 21. Mouvements encore très-considérables dans le tronc et les membres. Douleurs très-vives à la pression du côté gauche du ventre. Points douloureux lombaires très-accusés. 2 vésicatoires aux lombes.

Le 27. L'agitation est toujours grande, les mouvements choréiques troublent ses mouvements volontaires mais sont presque nuls lorsqu'elle ne veut pas se mouvoir. Douleur très-vive à la pression de la région lombaire. Etat général satisfaisant, seulement un peu de pâleur.

Bain sulfureux tous les deux jours.

5 juin. Les mouvements, moins considérables lorsqu'elle est au repos,

ne lui permettent pas encore de se servir elle-même. La pression dans les flancs, les hyponchondres et sur les plexus lombaires est douloureuse.

Fer réduit, 5 centig. Bain sulfureux.

Le 11. Elle a essayé hier ses premiers pas, démarche titubante, très-irrégulière. Toujours les points lombaires. Elle peut manger seule.

Vin quinquina etc., *ut suprà.*

Sortie le 23 juin bien améliorée : la démarche est encore un peu gauche.

Obs. XII.—Eléonore Delale, 12 ans, entre le 18 mars à Sainte-Eugénie. Santé habituelle excellente : pas de rougeole ni de variole, ni de scrofule. La mère n'est ni rhumatisante ni névrosique ; le père n'a jamais eu de rhumatisme, mais était adonné à la boisson. Après le siége de Paris, elle eut une fièvre qui dura quinze jours (?). Il y a six semaines elle fit une chute dans l'escalier et quelques jours après sur le bord d'un trottoir où elle faillit être écrasée par une voiture, elle en conçut une vive frayeur. Quelques jours plus tard, des mouvements choréiques se manifestèrent daus les pieds et les jambes. Depuis cette époque la langue est embarrassée.

Etat actuel. — Taille forte, constitution moyenne. Elle paraît exempte de mouvements choréiques quand elle est au repos ; mais ses mouvements volontaires sont désordonnés, irréguliers, pas de mouvements de la face. Elle serre très-peu et ses membres sont comme en résolution. Pas de sensation anormale, la sensibilité au pincement est émoussée. En somme, ce qui domine chez elle ce ne sont point les mouvements choréiques, mais bien l'apathie, l'affaissement musculaire, sensitif, intellectuel. Elle pleure facilement. Elle accuse spontanément unc douleur à la région temporo-fuciale gauche. L'exploration des trajets nerveux fait trouver les foyers suivants : ceux des plexus cervical et brachial droits, ceux des plexus lombaires : p. lombaires, p. fessiers, p. sacro-iliaque, p. fémoraux, p. poplité, p. rotulien, p. péronéo-tibial, p. malléolaire, p. dorsal du pied, p. plantaire externe. Dans le bras gauche et le côté gauche du cou, rien sur les trajets nerveux.

Rien du côté de l'appareil digestif.

Pouls régulier, bien développé, à 88. Bruits du cœur nettement frappés, sans mélange de bruits étrangers. Respiration facile, voix mal sonnante.

Sp. d'éther.

24 mars. Les mouvements sont toujours très-faibles, l'apathie est considérable.

Douches froides.

3 avril. Mouvements pour ainsi dire insignifiants : l'enfant se sert elle-même, sa marche n'est pas irrégulière. L'apathie est moindre.

Sp. strychnine. Douches froides.

13 avril. Très-peu de mouvements choréiques. Elle est sortie de cette paresse intellectuelle et musculaire qu'elle avait lors de son entrée. Marche régulière, préhension normale. Exeat. Elle rentre le 27 avril pour une scarlatine fruste : angine, albuminurie passagère, érythème très-fugace.

CONCLUSIONS.

I. Il y a lieu d'introduire dans la symptomatologie de la chorée, les faits suivants, savoir :

1° La pression exercée, suivant la méthode d'exploration de Valleix, dans les névralgies, sur les trajets des nerfs qui naissent de l'axe cérébro-spinal, y fait découvrir des points douloureux, comme s'il s'agissait de névralgies;

2° En outre, cette pression exaspère momentanément les mouvements choréiques, en même temps qu'elle augmente les troubles intellectuels.

II. La douleur, ainsi provoquée, est la preuve d'une affection des nerfs sensitifs; névropathie probablement congestive, comme le sont les fluxions vers les articulations dans le rhumatisme articulaire aigu.

La plupart du temps rhumatismale, et même parfois métastase de la fluxion articulaire, cette névropathie est dans les autres cas idiopathique.

Elle affecte les nerfs sensitifs et devient, par action réflexe, le point de départ des mouvements choréiques.

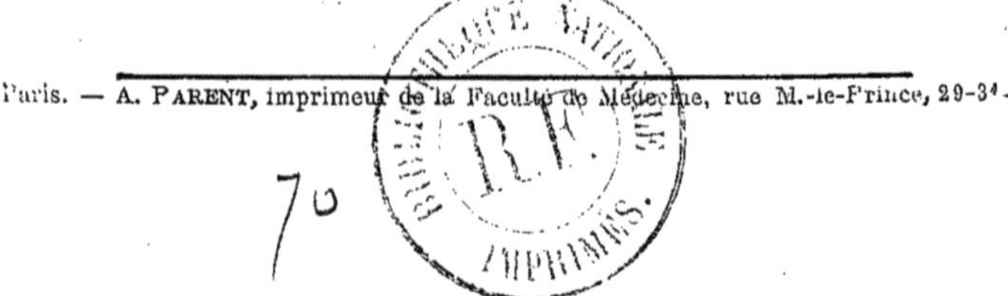

Paris. — A. PARENT, imprimeur de la Faculté de Médecine, rue M.-le-Prince, 29-31.

BIBLIOTHÈQUE NATIONALE R.F. IMPRIMÉS

70

www.ingramcontent.com/pod-product-compliance
Ingram Content Group UK Ltd.
Pitfield, Milton Keynes, MK11 3LW, UK
UKHW020436180726
13839UKWH00004B/1519

9 782329 119717